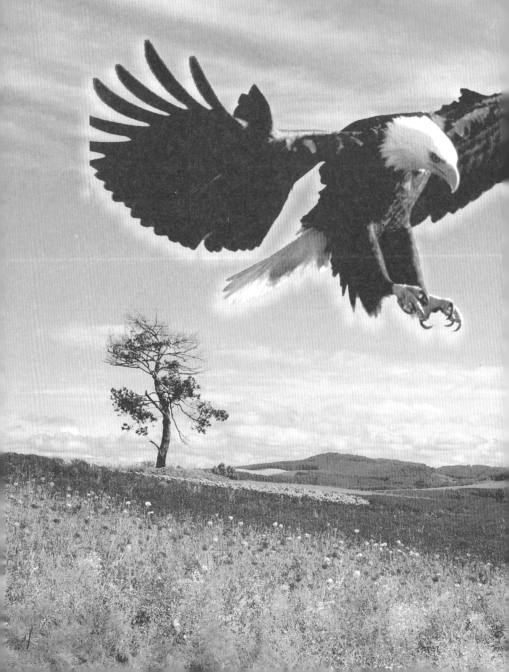

大展好書　好書大展
品嘗好書　冠群可期

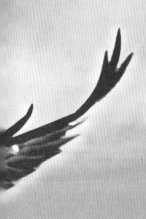

大展好書　好書大展

品嘗好書　冠群可期

中醫保健站：93

針灸甲乙經

原　著　（晉）皇甫謐
點　校　王　穎
參校人員　何　佳　王琪格　楊木銳　刑曉燕　王　列
　　　　　侯國亮　李　迪　李夢迪　陳　金　趙萬爽
　　　　　霍虹穎　年宏權　張　敏　張永強

大展出版社有限公司

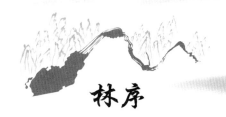

林序

　　臣聞通天地人曰儒，通天地不通人曰技，斯醫者雖曰方技，其實儒者主事乎。班固序《藝文志》，稱儒者助人君，順陰陽，明教化，此亦通天地人之理也。又云：方技者，蓋論病以及國，原診以知政。非能通三才之奧，安能及國之政哉？

　　晉‧皇甫謐博綜典籍百家之言，沉靜寡慾，有高尚之志。得風痺，因而學醫，習覽經方，遂臻至妙。取黃帝《素問》《針經》《明堂》三部之書，撰為《針灸經》十二卷，歷古儒者之不能及也。或曰：《素問》《針經》《明堂》三部之書，非黃帝書，似出於戰國。曰：人生天地之間，八尺之軀，藏之堅脆，府之大小，谷之多少，脈之長短，血之清濁，十二經之血氣大數，皮膚包絡其外，可剖而視之乎。非大聖上智，孰能知之，戰國之人何與焉。大哉！《黃帝內經》十八卷，《針經》三卷，最出遠古。皇甫士安能撰而集之，惜簡編脫落者已多，是使文字錯亂，義理顛倒，世失其傳，學之者鮮矣。

　　唐‧甄權但修《明堂圖》，孫思邈從而和之，其餘篇第亦不能盡言之。國家詔儒臣校正醫書，今取《素問》《九墟》《靈樞》《太素經》《千金方》及《翼》《外台秘要》

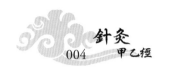

諸家善書校對，玉成繕寫，將備親覽。恭惟主上聖哲文明，光輝上下，孝慈仁德，蒙被眾庶，大頒岐黃，遠及方外，使皇化兆於無窮，和氣浹而充塞，茲亦助人靈，順陰陽，明教化之一端雲。

國子博士臣高保衡
尚書屯田郎中臣孫奇
光祿卿直秘閣臣林億等上

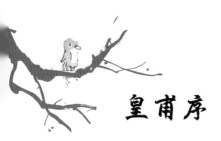

皇甫序

夫醫道所興，其來久矣。上古神農始嘗草木而知百藥。黃帝諮訪岐伯、伯高、少俞之徒，內考五臟六腑，外綜經絡血氣色候，參之天地，驗之人物，本性命，窮神極變，而針道生焉。其論至妙，雷公受業傳之於後。伊尹以亞聖之才，撰用《神農本草》以為湯液。中古名醫有俞跗、醫緩、扁鵲，秦有醫和，漢有倉公。其論皆經理識本，非徒診病而已。漢有華佗、張仲景。華佗奇方異治，施世者多，亦不能盡記其本末。若知直祭酒劉季琰，病發於畏惡，治之而瘥，云：後九年季琰病應發，發當有感，仍本於畏惡，病動必死，終如其言。仲景見侍中王仲宣，時年二十餘，謂曰：君有病，四十當眉落，眉落半年而死，令服五石湯可免。仲宣嫌其言忤，受湯而勿服。居三日，見仲宣謂曰：服湯否？仲宣曰：已服。仲景曰：色候固非服湯之胗，君何輕命也。仲宣猶不信。後二十年果眉落，後一百八十七日而死，終如其言。此二事雖扁鵲、倉公無以加也。華佗性惡矜技，終以戮死。仲景論廣伊尹《湯液》為數十卷，用之多驗。近代太醫令王叔和撰次仲景，選論甚精，皆可施用。按《七略‧藝文志》：《黃帝內經》十八卷。今有《針經》九卷，《素問》九卷，二九

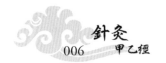

十八卷，即《內經》也。亦有所忘失，其論遐遠，然稱述多而切事少，有不編次。比按倉公傳，其學皆出於是《素問》論病精微，《九卷》原本經脈，其義深奧，不易覺也。又有《明堂孔穴針灸治要》，皆黃帝岐伯遺事也。三部同歸，文多重複，錯互非一。甘露中，吾病風加苦聾，百日方治，要皆淺近，乃撰集三部，使事類相從，刪其浮辭，除其重複，論其精要，至為十二卷。《易》曰：觀其所聚，而天地之情事見矣。況物理乎？事類相從，聚之義也。夫受先人主體，有八尺之軀，而不知醫事，此所謂遊魂耳。若不精通於醫道，雖有忠孝之心，仁慈之性，君父危困，赤子塗地，無以濟之。此固聖賢所以精思極論，盡其理也。由此言之，焉可忽乎？其本論，其文有理，雖不切於近事，不甚刪也。若必精要，後其閒暇，當撰核以為教經云爾。

晉・玄晏先生皇甫謐

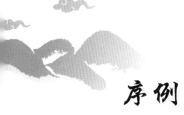

序例

　　諸問，黃帝及雷公皆曰問。其對也，黃帝曰答，岐伯之徒皆曰對。上章問及對已有名字者，則下章但言問言對，亦不更說名字也。若人異則重複更名字。此則其例也。諸言主之者可灸可刺，其言刺之者不可灸，言灸之者不可刺，亦其例也。

晉・玄晏先生皇甫謐士安集

朝散大夫守光祿直祕閣判登聞檢院上護軍臣林億

朝奉郎守尚書屯田郎中同校正醫書上騎都尉賜緋魚袋臣孫奇

朝奉郎守國子博士同校正醫書上騎都尉賜緋魚袋臣高保衡

明・新安吳勉學校

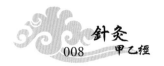

目錄

卷四

卷五

卷六

卷七

卷八

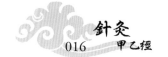

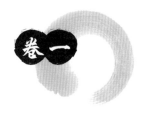

精神五臟論第一

黃帝問曰：凡刺之法，必先本於神。血脈營氣精神，此五臟之所藏也。何謂德、氣、生、精、神、魂、魄、心、意、志、思、智、慮，請問其故？

岐伯對曰：天之在我者德也，地之在我者氣也，德流氣薄而生也。故生之來謂之精，兩精相搏謂之神，隨神往來謂之魂，並精出入謂之魄，可以任物謂之心，心有所憶謂之意，意有所存謂之志，因志存變謂之思，因思遠慕謂之慮，因慮處物謂之智。故智以養生也，必順四時而適寒暑，和喜怒而安居處，節陰陽而調柔剛，如是則邪僻不生，長生久視。是故怵惕思慮者則神傷，神傷則恐懼，流淫而不正。因悲哀動中者，則竭絕而失生。喜樂者，神憚散而不藏；愁憂者，氣閉塞而不行；盛怒者，迷惑而不治；恐懼者，蕩憚而不收（《太素》不收作失守）。

《素問》曰：怒則氣逆，甚則嘔血，及食而氣逆，故氣上。喜則氣和志達，營衛通利，故氣緩。悲則心系急，肺布葉舉，兩焦不通，營衛不散，熱氣在中，故氣消。恐則精卻，卻則上焦閉，閉則氣還，還則下焦脹，故氣不行。寒則腠理閉，營衛不行，故氣收矣。熱則腠理開，營

衛通，汗大泄。驚則心無所倚，神無所歸，慮無所定，故氣亂。勞則喘且汗出，內外皆越，故氣耗。思則心有所傷，神有所止，氣留而不行，故氣結。（已上言九氣，其義小異大同。）

肝藏血，血舍魂，在氣為語，在液為淚。肝氣虛則恐，實則怒。《素問》曰：人臥血歸於肝，肝受血而能視，足受血而能步，掌受血而能握，指受血而能攝。

心藏脈，脈舍神，在氣為吞，在液為汗。心氣虛則悲憂，實則笑不休。

脾藏營，營舍意，在氣為噫，在液為涎。脾氣虛則四肢不用，五臟不安；實則腹脹，涇溲不利。

肺藏氣，氣舍魄，在氣為欬，在液為涕。肺氣虛則鼻息不利少氣，實則喘喝胸憑（《九墟》作盈）仰息。

腎藏精，精舍志，在氣為欠，在液為唾。腎氣虛則厥，實則脹，五臟不安。必審察五臟之病形，以知其氣之虛實而謹調之。

肝氣悲哀動中則傷魂，魂傷則狂妄，其精不守。令人陰縮而筋攣，兩脅肋骨不舉，毛悴色夭，死於秋。《素問》曰：肝在聲為呼，在變動為握，在志為怒，怒傷肝。《九卷》及《素問》又曰：精氣並於肝則憂。（解曰：肝虛則恐，實則怒，怒而不已，亦生憂矣。肝之與腎，脾之與肺，互相成也。脾者土也，四臟皆受成焉。故恐發於肝而成於腎；憂發於脾而成於肝。肝合膽，膽者中精之府也。腎藏精，故恐同其怒，怒同其恐，一過其節，則二臟俱傷。）

心，怵惕思慮則傷神，神傷則恐懼自失，破䐃脫肉，毛悴色夭，死於冬。

《素問》曰：心在聲為笑，在變動為憂，在志為喜，喜傷心。《九卷》及《素問》又曰：精氣並於心則喜，或言：心與肺脾二經有錯，何謂也？

解曰：心虛則悲，悲則憂；心實則笑，笑則喜。心之與肺，脾之與心，亦互相成也。故喜發於心而成於肺，思發於脾而成於心，一過其節，則二臟俱傷。

脾，愁憂不解則傷意，意傷則悶亂，四肢不舉，毛悴色夭，死於春。《素問》曰：脾在聲為歌，在變動為噦，在志為思，思傷脾。《九卷》及《素問》又曰：精氣並於脾則饑。

肺喜樂，樂極則傷魄，魄傷則狂，狂者意不存，其人皮革焦，毛悴色夭，死於夏。《素問》曰：肺在聲為哭，在變動為「頗」，在志為憂，憂傷肺。《九卷》及《素問》又曰：精氣並於肺則悲。

腎盛怒未止則傷志，志傷則喜忘其前言，腰脊不可俯仰，毛悴色夭，死於季夏。《素問》曰：腎在聲為呻，在變動為栗，在志為怒，怒傷腎。《九卷》及《素問》又曰：精氣並於腎則恐，故恐懼而不改（一作解）則傷精，精傷則骨酸痿厥，精時自下。

是故五臟主藏精者也，不可傷；傷則失守陰虛，陰虛則無氣，無氣則死矣。是故用針者，觀察病人之態，以知精神魂魄之存亡得失之意。五者已傷，針不可以治也。

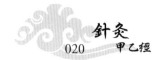

五臟變腧第二

黃帝問曰；五臟五腧，願聞其數？

岐伯對曰：人有五臟，藏有五變，變有五腧，故五五二十五腧，以應五時。

肝為牡臟，其色青，其時春，其日甲乙，其音角，其味酸（《素問》曰：肝在味為辛，於經義為未通）

心為牡臟，其色赤，其時夏，其日丙丁，其音徵，其味苦（《素問》曰：心在味為鹹，於經義為未通）。

脾為牡臟，其色黃，其時長夏，其日戊己，其音宮，其味甘。

肺為牝臟，其色白，其時秋，其日庚辛，其音商，其味辛（《素問》曰：肺在味為苦，於經義為未通）。

腎為牝臟，其色黑，其時冬，其日壬癸，其音羽，其味鹹。是謂五變。

臟主冬，冬刺井；色主春，春刺滎；時主夏，夏刺腧；音主長夏，長夏刺經；味主秋，秋刺合。是謂五變，以主五腧。

曰：諸原安合，以致五腧？

曰：原獨不應五時，以經合之，以應其數，故六六三十六腧。

曰：何謂臟主冬，時主夏，音主長夏，味主秋，色主春？

曰：病在臟者取之井，病變於色者取之滎，病時間時甚者取之腧，病變於音者取之經，經（一作絡）滿而血

者病在胃（一作胸），及以飲食不節得病者取之合。故命曰：味主合，是謂五變也。人逆春氣則少陽不生，肝氣內變；逆夏氣則太陽不長，心氣內洞；逆秋氣則太陰不收，肺氣焦滿；逆冬氣則少陰不藏，腎氣濁沉。

夫四時陰陽者，萬物之根本也。所以聖人春夏養陽，秋冬養陰，以從其根，逆其根則伐其本矣。故陰陽者，萬物之終始也。順之則生，逆之則死；反順為逆，是謂內格。是故聖人不治已病治未病，論五臟相傳所勝也。假使心病傳肺，肺未病逆治之耳。

五臟六腑陰陽表裏第三

肺合大腸，大腸者，傳導之腑。心合小腸，小腸者，受盛之腑。肝合膽，膽者清淨之腑。脾合胃，胃者五穀之腑。腎合膀胱，膀胱者津液之腑。少陰屬腎，上連肺，故將兩臟。三焦者，中瀆之腑，水道出焉，屬膀胱，是孤之腑。此六腑之所與合者也。

《素問》曰：夫腦、髓、骨、脈、膽、女子胞，此六者，地氣之所生也。皆藏於陰象於地，故藏而不瀉，名曰奇恆之腑。胃、大腸、小腸、三焦、膀胱，此五者，天氣之所生也。其氣象天，故瀉而不藏，此受五臟濁氣，名曰傳化之腑。此不能久留，輸瀉者也。魄門亦為五臟使，水穀不得久藏。五臟者，藏精氣而不瀉，故滿而不能實。六腑者，傳化物而不藏，故實而不能滿。水穀入口，則胃實而腸虛，食下則腸實而胃虛，故實而不滿，滿而不實也。

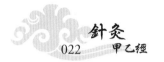

氣口何以獨為五臟主？胃者，水穀之海，六腑之大源也。
（稱六腑雖少錯，於理相發為佳。）

　　肝膽為合，故足厥陰與少陽為表裏。脾胃為合，故
足太陰與陽明為表裏。腎膀胱為合，故足少陰與太陽為表
裏。心與小腸為合，故手少陰與太陽為表裏。肺大腸為
合，故手太陰與陽明為表裏。

　　五臟者，肺為之蓋，巨肩陷咽喉，見於外。心為之
主，缺盆為之道，骬（音滑）骨有餘，以候內𩩲骬（𠃲
又稱鳩尾、蔽骨）。肝為之主將，使之候外，欲知堅固，
視目大小。脾主為胃（《九墟》《太素》作衛），使之迎
糧，視唇舌好惡，以知吉凶。腎者主為外，使之遠聽，視
耳好惡，以知其性。六腑者，胃為之海，廣骸（《太素》
作胕）大頸張胸，五穀乃容。鼻隧以長，以候大腸。唇厚
人中長，以候小腸。目下裏大，其膽乃橫。鼻孔在外，膀
胱漏泄。鼻柱中央起，三焦乃約。此所以候六腑也。上下
三等，臟安且良矣。

五臟五官第四

　　鼻者肺之官，目者肝之官，口唇者脾之官，舌者心
之官，耳者腎之官。凡五官者，以候五臟。肺病者喘息鼻
張，肝病者目眥青，脾病者唇黃，心病者舌捲顴赤，腎病
者顴與顏黑。故肺氣通於鼻，鼻和則能知香臭矣。心氣通
於舌，舌和則能知五味矣。《素問》曰：心在竅為耳（一
云舌）。夫心者火也，腎者水也，水火既濟。心氣通於

舌，舌非竅也，其通於竅者，寄在於耳（王冰云手少陰之絡會於耳中）。故肝氣通於目，目和則能辨五色矣。《素問》曰：諸脈者皆屬於目。又《九卷》曰：心藏脈，脈舍神。神明通體，故云屬目。脾氣通於口，口和則能別五穀味矣。腎氣通於耳，耳和則能聞五音矣。

《素問》曰：腎在竅為耳。然則腎氣上通於耳，下通於陰也。五臟不和，則九竅不通。六腑不和，則留結為癰。故邪在府則陽脈不和，陽脈不和則氣留之，氣留之則陽氣盛矣。邪在臟則陰脈不和，陰脈不和則血留之，血留之則陰氣盛矣。陰氣太盛，則陽氣不得相營也，故曰格。陰陽俱盛，不得自相營也，故曰關格。關格者，不得盡（一作盡期）而死矣。

五臟大小六腑應候第五

黃帝問曰：人俱受氣於天，其有獨盡天壽者，不免於病者，何也？

岐伯對曰：五臟者，固有大小、高下、堅脆、端正、偏傾者，六腑亦有大小、長短、厚薄、結直、緩急者。凡此二十五變者，各各不同，或善或惡，或吉或凶也。

心小則安，邪弗能傷（《太素》云：外邪不能傷），易傷於憂；心大則憂弗能傷，易傷於邪（《太素》亦作外邪）；心高則滿於肺中，悶而善忘，難開以言；心下則臟外，易傷於寒，易恐以言；心堅則臟安守固；心脆則善病

消癉熱中；心端正則和利難傷；心偏傾則操持不一，無守司也。（楊上善云：心臟言神，有八變，後四臟但言臟變，不言神變者，以神為魂魄意之主，言其神變則四臟可知，故略而不言也。）

肺小則少飲，不病喘（一作喘喝）；肺大則多飲，善病胸痺逆氣；肺高則上氣喘息欬逆；肺下則逼賁迫肝，善脅下痛；肺堅則不病欬逆上氣；肺脆則善病消癉易傷也（一云易傷於熱喘息鼻衄）；肺端正則和利難傷；肺偏傾則病胸脅偏痛。

肝小則安，無脅下之病；肝大則逼胃迫咽，迫咽則善（一作苦）膈中，且脅下痛；肝高則上支賁，加脅下急，為息賁；肝下則逼胃，脅下空，空則易受邪；肝堅則臟安難傷；肝脆則善病消癉易傷；肝端正則和利難傷；肝偏傾則脅下偏痛。

脾小則安，難傷於邪；脾大則善瘈胗（音停）而痛，不能疾行；脾高則胗引季脅而痛；脾下則下加於大腸，下加於大腸則臟外易受邪；脾堅則臟安難傷；脾脆則善病消癉易傷；脾端正則和利難傷；脾偏傾則瘈瘲善脹。

腎小則安，難傷；腎大則（一本云：耳聾或鳴，汁出）善病腰痛，不可以俯仰，易傷於邪；腎高則善病背膂痛，不可以俯仰（一云背急綴耳膿血出或生肉塞）；腎下則腰尻痛，不可俯仰，為狐疝；腎堅則不病腰痛；腎脆則善病消癉易傷；腎端正則和利難傷；腎偏傾則善腰尻痛。凡此二十五變者，人之所以善常病也。

問曰：何以知其然？

對曰：赤色小理者心小，粗理者心大，無髑骬者心高，髑骬小短舉者心下，髑骬長者心堅，髑骬弱小以薄者心脆，髑骬直下不舉者心端正，髑骬（一作面）一方者心偏傾。

白色小理者肺小，粗理者肺大，巨肩反（一作大）膺陷喉者肺高，合腋張脅者肺下，好肩背厚者肺堅，肩背薄者肺脆，背膺厚者肺端正，膺偏竦（一作欹）者肺偏傾。

青色小理者肝小，粗理者肝大，廣胸反骹者肝高，合脅脆骹者肝下，胸脅好者肝堅，脅骨弱者肝脆，膺脅腹好相得者肝端正，脅骨偏舉者肝偏傾。

黃色小理者脾小，粗理者脾大，揭唇者脾高，唇下縱者脾下，唇堅者脾堅，唇大而不堅者脾脆，唇上下好者脾端正，唇偏舉者脾偏傾。

黑色小理者腎小，粗理者腎大，耳高者腎高，耳後陷者腎下，耳堅者腎堅，耳薄不堅者腎脆，耳好前居牙車者腎端正，耳偏高者腎偏傾。凡此諸變者，持則安，減則病也。

問曰：願聞人之有不可病者，至盡天壽，雖有深憂大恐怵惕之志，猶弗能感也，大寒甚熱，弗能傷也；其有不離屏蔽室內，又無怵惕之恐，然不免於病者何也？

對曰：五臟六腑，邪之舍也。五臟皆小者，少病，善焦心，人愁憂。五臟皆大者，緩於事，難使以憂。五臟皆高者，好高舉措。五臟皆下者，好出入下。五臟皆堅者，無病。五臟皆脆者，不離於病。五臟皆端正者，和利

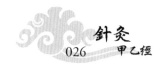

得人心。五臟皆偏傾者，邪心善盜，不可為人卒，反覆言語也。

問曰：願聞六腑之應。

對曰：肺合大腸，大腸者，皮其應也。《素問》曰：肺之合皮也，其榮毛也，其主心也（下章言腎之應毫毛，於義為錯）。心合小腸，小腸者，脈其應也。《素問》曰：心之合「脈」也，其榮色也，其主腎也（其義相順）。肝合膽，膽者，筋其應也。《素問》曰：肝之合筋也，其榮爪也，其主肺也（其義相順）。脾合胃，胃者，肉其應也。《素問》曰：脾之合肉也，其榮唇也，其主肝也（其義相順）。腎合三焦膀胱，三焦膀胱者，腠理毫毛其應也。《九卷》又曰：腎合骨。《素問》曰：腎之合骨也，其榮發也，其主脾也（其義相同）。

問曰：應之奈何？

對曰：肺應皮。皮厚者大腸厚，皮薄者大腸薄，皮緩腹裏大者，大腸緩而長，皮急者大腸急而短，皮滑者大腸直，皮肉不相離者大腸結。

心應脈。皮厚者脈厚，脈厚者小腸厚，皮薄者脈薄；脈薄者小腸薄；皮緩者脈緩，脈緩者小腸大而長；皮薄而脈衝小者，小腸小而短；諸陽經脈皆多紆屈者，小腸結。

脾應肉。肉䐃堅大者胃厚，肉䐃麼者胃薄，肉䐃小而麼者胃不堅，肉䐃不稱其身者胃下，胃下者小脘約不利，肉䐃不堅者胃緩，肉䐃無小裏累標緊（一本作無小裏累）者胃急，肉䐃多小裏絫（一本亦作累字）者胃結，胃

結者，上脘約不利。

肝應筋。爪厚色黃者膽厚，爪薄色紅者膽薄，爪堅色青者膽急，爪濡色赤者膽緩，爪直色白無約者膽直，爪惡色黑多文者膽結。

腎應骨。密理厚皮者三焦膀胱厚，粗理薄皮者三焦膀胱薄，腠理疎者三焦膀胱緩，皮急而無毫毛者三焦膀胱急，毫毛美而粗者三焦膀胱直，稀毫毛者三焦膀胱結。

問曰：薄厚美惡皆有其形，願聞其所病。

對曰：視其外應，以知其內藏，則知所病矣。

十二原第六

五臟有六腑，六腑有十二原。十二原者，出於四關。四關主治五臟，五臟有疾，當取之十二原。十二原者，五臟之所以稟三百六十五節之氣味者也。五臟有疾，出於十二原，而原各有所出。明知其原，睹其應，知五臟之害矣。陽中之少陰肺也，其原出於太淵二；陽中之太陽心也，其原出於大陵二；陰中之少陽肝也，其原出於太二衝二；陰中之太陰腎也，其原出於太谿二；陰中之至陰脾也，其原出於太白二；膏之原出於鳩尾一；肓之原出於脖（滿沒切）胦（烏朗切），一。凡十二原主治五臟六腑之有病者也。脹取三陽，飧泄取三陰（一云滯取三陰）。

今夫五臟之有病，譬猶刺也，猶污也，猶結也，猶閉也。刺雖久猶可拔也，污雖久猶可雪也，結雖久猶可解也，閉雖久猶可決也。或言久疾之不可取者，非其說也。

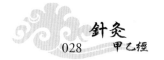

夫善用針者，取其疾也，猶拔刺也，猶雪污也，猶解結
也，猶決閉也，疾雖久猶可畢也。言不可治者，未得其術
也。

十二經水第七

黃帝問曰：經脈十二者，外合於十二經水而內屬於
五臟六腑。夫十二經水者，受水而行之。五臟者，合神氣
魂魄而藏之。六腑者，受穀而行之，受氣而揚之。經脈
者，受血而營之。合而以治奈何？刺之深淺，灸之壯數，
可得聞乎？

岐伯對曰：臟之堅脆，腑之大小，穀之多少，脈之
長短，血之清濁，氣之多少，十二經中多血少氣，與其少
血多氣，與其皆多氣血，與其皆少血氣，皆有定數。

其治以針灸，各調其經氣，固其常有合也。此人之
參天地而應陰陽，不可不審察之也。

足陽明外合於海水，內屬於胃；足太陽外合於清
水，內屬於膀胱，而通水道焉；足少陽外合於渭水，內屬
於膽；足太陰外合於湖水，內屬於脾；足厥陰外合於澠
水，內屬於肝；足少陰外合於汝水，內屬於腎；手陽明外
合於江水，內屬於大腸；手太陽外合於淮水，內屬於小
腸，而水道出焉；手少陽外合於漯水，內屬於三焦；手太
陰外合於河水，內屬於肺；手心主外合於漳水，內屬於心
包；手少陰外合於濟水，內屬於心。

凡此五臟六腑十二經水者，皆外有源泉而內有所

稟，此皆內外相貫，如環無端。人經亦然。故天為陽，地為陰，腰以上為天，下為地。故海以北者為陰，湖以北者為陰中之陰，漳以南者為陽，河以北至漳者為陽中之陰，漯以南至江者為陽中之陽，此一州之陰陽也。此人所以與天地相參也。

問曰：夫經水之應經脈也，其遠近之淺深，水血之多少，各不同。合而刺之奈何？

對曰：足陽明，五臟六腑之海也，其脈大而血多，氣盛熱壯，刺此者不深弗散，不留不瀉。足陽明多血氣，刺深六分，留十呼。

足少陽少血氣，刺深四分，留五呼。足太陽多血氣，刺深五分，留七呼。足太陰多血少氣，刺深三分，留四呼。足少陰少血多氣，刺深二分，留三呼。足厥陰多血少氣，刺深一分，留一呼。

手之陰陽，其受氣之道近，其氣之來也疾，其刺深皆無過二分，留皆無過一呼。其少長小大瘦肥，以心料之，命曰法天之常，灸之亦然。灸而過此者，得惡火則骨枯脈澀，刺而過此者則脫氣。

問曰：夫經脈之大小，血之多少，膚之厚薄，肉之堅脆，及䐃之大小，可以為度量乎？

對曰：其可為度量者，取其中度者也，不甚脫肉而血氣不衰者也。若失度人之瘠（渴病）瘦而形肉脫者，烏可以度量刺乎！審、切、循、捫、按，視其寒溫盛衰而調之，是謂因適而為之真也。

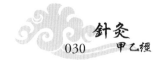

四海第八

人有四海，十二經水者，皆注於海。有髓海，有血海，有氣海，有水穀之海。胃者為水穀之海，其腧上在氣街，下至三里。衝脈者為十二經之海，其腧上在大杼，下出巨虛上下廉。膻中者為氣之海，其腧上在柱骨之上下，前在人迎。腦者為髓之海，其腧上在其蓋，下在風府。凡此四海者，得順者生，得逆者敗；知調者利，不知調者害。

問曰：四海之逆順奈何？

對曰：氣海有餘，則氣滿胸中，急息面赤；不足則氣少不足以言。血海有餘，則常想其身大，怫鬱也。然不知其所病；不足則常想其身小狹，然不知其所病。水穀之海有餘，則腹脹滿；不足則饑不受穀食。髓海有餘，則輕勁多力，自過其度；不足則腦轉耳鳴，脛胻痠，眩冒目無所見，懈怠安臥。曰：調之奈何？曰：審守其腧而調其虛實，無犯其害；順者得復，逆者必敗。

氣息周身五十營四時日分漏刻第九

黃帝問曰：五十營奈何？

岐伯對曰：周天二十八宿，宿三十六分，人氣行一周千八分。人經脈上下左右前後二十八脈，周身十六丈二尺，以應二十八宿，漏水下百刻，以分晝夜。故人一呼，脈再動，氣行三寸；一吸，脈亦再動，氣行三寸；呼吸定

息，氣行六寸。十息，脈行六尺，日行二分。二百七十息，氣行十六丈二尺，氣行交通於中，一周於身，下水二刻，日行二十分有奇。五百四十息，氣行再周於身，下水四刻，日行四十分有奇。二千七百息，氣行十周於身，下水二十刻，日行五宿二百十分有奇。一萬三千五百息，氣行五十營於身，水下百刻，日行二十八宿，漏水皆盡，脈已終矣。（王冰曰：此略而言之也，細言之，則常以一千周加一分又十分分之六，乃奇分盡也）。所謂交通者，並行一數也。故五十營備，得盡天地之壽矣。氣凡行八百一十丈也。

問曰：衛氣之行，出入之會何如？

對曰：歲有十二月，日有十二辰，子午為經，卯酉為緯；天一面七宿，周天四七二十八宿，房昴為緯，張虛為經；是故房至畢為陽，昴至尾為陰。陽主晝，陰主夜；故衛氣之行，一日一夜五十周於身。晝日行於陽二十五周，夜行於陰亦二十五周，周於五臟（一本作歲）；是故平旦陰氣盡，陽氣出於目，目張則氣行於頭，循於項，下足太陽，循背下至小指端。其散者，分於目別（一云別於目銳眥），下手太陽，下至手小指外側。其散者，別於目銳眥，下足少陽，注小指次指之間。以上循手少陽之分側，下至小次指之間。別者以上至耳前，合於頷脈，注足陽明，下行至跗上。入足五指之間。其散者從耳，下手陽明入大指之間。入掌中，直至於足，入足心，出內踝下行陰分，復合於目，故為一之周。

是故日行一舍，人氣行於身一周與十分身之八；日

行二舍，人氣行於身三周與十分身之六；日行三舍，人氣行於身五周與十分身之四；日行四舍，人氣行於身七周與十分身之二；日行五舍，人氣行於身九周；日行六舍，人氣行於身十周與十分身之八；日行七舍，人氣行於身十二周在身與十分身之六；日行十四舍，人氣二十五周於身有奇分與十分身之「二」。陽盡於陰，陰受氣矣。其始入於陰，常從足少陰注於腎，腎注於心，心注於肺，肺注於肝，肝注於脾，脾復注於腎，為一周。是故夜行一舍，人氣行於身（一云陰臟）一周與十分臟之八，亦如陽之行二十五周而復會於目。陰陽一日一夜，舍於奇分十分身之四與十分臟之「四」（一作二，上文十分藏之八，此言十分藏之四，疑有誤）。是故人之所以臥起之時有早晏者，以奇分不盡故也。

問曰：衛氣之在身也，上下往來無已，其候氣而刺之奈何？

對曰：分有多少，日有長短，春秋冬夏，各有分理，然後常以平旦為紀，夜盡為始。是故一日一夜，漏水百刻。二十五刻者，半日之度也。常如是無已，日「入」而止，隨日之長短，各以為紀。謹候氣之所在而刺之。是謂逢時。病在於陽分，必先候其氣之加在於陽分而刺之；病在於陰分，必先候其氣之加在於陰分而刺之，謹候其時，病可與期；失時反候，百病不除。

水下一刻，人氣在太陽；水下二刻，人氣在少陽；水下三刻，人氣在陽明；水下四刻，人氣在陰分；水下五刻，人氣在太陽；水下六刻，人氣在少陽；水下七刻，人

氣在陽明；水下八刻，人氣在陰分；水下九刻，人氣在太陽；水下十刻，人氣在少陽；水下十一刻，人氣在陽明；水下十二刻，人氣在陰分；水下十三刻，人氣在太陽；水下十四刻，人氣在少陽；水下十五刻，人氣在陽明；水下十六刻，人氣在陰分；水下十七刻，人氣在太陽；水下十八刻，人氣在少陽；水下十九刻，人氣在陽明；水下二十刻，人氣在陰分；水下二十一刻，人氣在太陽；水下二十二刻，人氣在少陽；水下二十三刻，人氣在陽明；水下二十四刻，人氣在陰分；水下二十五刻，人氣在太陽。此少半日之度也。

從房至畢一十四度，水下五十刻，半日之度也。從昴至心亦十四度，水下五十刻，終日之度也。日行一舍者，水下三刻與「七」（《素問》作七）分刻之四。

《大要》常以日加之於宿上也，則知人氣在太陽。是故日行一宿，人氣在三陽與陰分。常如是無已，與天地同紀，紛紛盼盼，終而復始。一日一夜，水行百刻而盡矣。故曰：刺實者刺其來，刺虛者刺其去，此言氣之存亡之時，以候虛實而刺之也。

營氣第十

營氣之道，內穀為寶。穀入於胃，氣傳之肺，流溢於中，布散於外。精專者行於經隧，常營無已，終而復始，是謂天地之紀。故氣從太陰出，循臂內上廉。注手陽明上行至面。注足陽明，下行至跗上，注大指間，與太陰

合。上行抵脾，從脾注心中。循手少陰出腋下臂，注小指之端。合手太陽，上行乘腋，出頓（一作項）內，注目內皆，上巔下項，合足太陽。循脊下尻，下行注小指之端。循足心，注足少陰，上行注腎，從腎注心，外散於胸中。循心注脈，出腋下臂，入（一作出）兩筋之間，入掌中，出手中指之端，還注小指次指之端，合手少陽。上行注膻中，散於三焦，從三焦注膽出脅。注足少陽下行至跗上，復從跗注大指間，合足厥陰。上行至肝，從肝上注肺，上循喉嚨，入頏顙之竅，究於畜門（一作關）。其支別者，上額循顛下項中，循脊入骶，是督脈也。絡陰器，上過毛中，入臍中，上循腹裏，入缺盆，下注肺中，復出太陰。此營氣之行，逆順之常也。

營衛三焦第十一

黃帝問曰：人焉受氣，陰陽焉會，何氣為營，何氣為衛，營安從生，衛安從會？老壯不同氣，陰陽異位，願聞其會。

岐伯對曰：人受氣於穀，穀入於胃，氣傳於肺，五臟六腑皆以受氣。其清者為營，濁者為衛，營行脈中，衛行脈外，營周不休，五十而復大會。陰陽相貫，如環無端，衛氣行於陰二十五度，行於陽亦二十五度，分為晝夜。故氣至陽而起，至陰而止。故日中而陽隴（一作襲，下同）為重陽，夜半而陰隴為重陰。故太陰主內，太陽主外，各行二十五度，分為晝夜。夜半為陰隴，夜半後而陰

衰，平旦陰盡而陽受氣。日中為陽隴，日西而陽衰，日入陽盡而陰受氣。夜半而大會，萬民皆臥，名曰合陰。平旦陰盡而陽受氣。如是無已，與天地同紀。

問曰：老人不夜瞑，少壯不夜寤者，何氣使然？

對曰：壯者之氣血盛，其肌肉滑，氣道利，營衛之行，不失其常，故晝精而夜瞑。老者之氣血減，其肌肉枯，氣道澀，五臟之氣相搏，營氣衰少而衛氣內代，故晝不精而夜不得瞑。

問曰：願聞營衛之所行，何道從始？

對曰：營出於中焦，衛出於上焦。上焦出於胃口，並咽以上貫膈而布胸中，走腋，循足太陰之分而行，還注手陽明，上至舌，下注足陽明，常與營俱行於陰陽各二十五度，為一周，故日夜五十周而復始，大會於手太陰。

問曰：人有熱飲食下胃，其氣未定，則汗出於面，或出於背，或出於身半，其不循衛氣之道而出何也？

對曰：此外傷於風，內開腠理，毛蒸理泄，衛氣走之，固不得循其道，此氣慓慄滑疾，見開而出，故不得從其道，名曰漏泄。中焦亦並於胃口，出上焦之後，此所以受氣，泌糟粕，蒸津液，化其精微，上注於肺，乃化而為血，以奉生身，莫貴於此，故獨得行於經隧，命曰營。

問曰：血之與氣，異名同類何也？

對曰：營衛者精氣也，血者神氣也，故血之與氣，異名同類也。故奪血者無汗，奪汗者無血，故人有兩死而無兩生也。下焦者，別於回腸，注於膀胱而滲入焉。故水穀者，常並居於胃中，成糟粕而俱下於大腸，而為下焦，

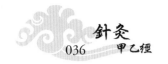

滲而俱下，滲泄別汁，循下焦而滲入膀胱也。

問曰：人飲酒，酒亦入胃，穀未熟而小便獨先下者何也？

對曰：酒者熟穀之液也，其氣悍以滑（一作清），故後穀而入先穀而液出也。故曰上焦如霧，中焦如漚，下焦如瀆，此之謂也。

陰陽清濁精氣津液血脈第十二

黃帝問曰：願聞人氣之清濁者何也？

岐伯對曰：受穀者濁，受氣者清。清者注陰，濁者注陽。濁而清者，上出於咽；清而濁者，下行於胃。清者上行，濁者下行。清濁相干，名曰亂氣。

問曰：夫陰清而陽濁，濁中有清，清中有濁，別之奈何？

對曰：氣之大別，清者上注於肺，濁者下流於胃；胃之清氣上出於口，肺之濁氣下注於經，內積於海。

問曰：諸陽皆濁，何陽獨甚？

對曰：手太陽獨受陽之濁，手太陰獨受陰之清。其清者上走孔竅，其濁者下行諸經。故諸陰皆清，足太陰獨受其濁。

問曰：治之奈何？

對曰：清者其氣滑，濁者其氣澀，此氣之常也。故刺陰者深而留之，刺陽者淺而疾之，清濁相干者，以數調之也。

問曰：人有精、氣、津、液、血、脈，何謂也？

對曰：兩神相搏，合而成形，常先身生，是謂精。上焦開發，宣五穀味，薰膚充身澤毛，若霧露之溉，是謂氣，腠理發泄，汗出腠理（一作溱溱）是謂津。穀入氣滿，淖澤注於骨，骨屬屈伸，出泄，補益腦髓，皮膚潤澤，是謂液。中焦受汁，變化而赤，是謂血。壅遏營氣，令無所避，是謂脈也。

問曰：六氣者，有餘不足，氣之多少，腦髓之虛實，血脈之清濁，何以知之？

對曰：精脫者耳聾；氣脫者目不明；津脫者腠理開，汗大泄；液脫者骨痺，屈伸不利，色夭，腦髓消，脛酸，耳數鳴；血脫者色白，夭然不澤；脈脫者其脈空虛。此其候也。

問曰：六氣貴賤何如？

對曰：六氣者，各有部主也，其貴賤善惡可為常主，然五穀與胃為大海也。

津液五別第十三

黃帝問曰：水穀入於口，輸於腸胃，其液別為五。天寒衣薄，則為溺與氣，天暑衣厚則為汗，悲哀氣並則為泣，中熱胃緩則為唾，邪氣內逆，則氣為之閉塞而不行，不行則為水脹，不知其何由生？

岐伯對曰：水穀皆入於口，其味有五，分注其海，津液各走其道。故上焦（一作三焦）出氣以溫肌肉充皮膚

者為津，其留而不行者為液。天暑衣厚，則腠理開，故汗出。寒留於分肉之間，聚沫則為痛。天寒則腠理閉，氣澀不行，水下流於膀胱，則為溺與氣。

五臟六腑，心為之主，耳為之聽，目為之候，肺為之相，肝為之將，脾為之衛，腎為之主外，故五臟六腑之津液，盡上滲於目。心悲氣並則心系急，急則肺葉舉，舉則液上溢。夫心系急，肺不能常舉，乍上乍下，故欬而泣出矣。中熱則胃中消穀，消穀則蟲上下作矣，腸胃充郭故胃緩，緩則氣逆，故唾出矣。

五穀之津液和合而為膏者，內滲入於骨空，補益腦髓，而下流於陰股。陰陽不和，則使液溢而下流於陰，髓液皆減而下，下過度則虛，虛則腰脊痛而脛酸，陰陽氣道不通，四海閉塞，三焦不瀉，津液不化，水穀並於腸胃之中，別於回腸，留於下焦，不得滲於膀胱，則下焦脹，水溢則為水脹。此津液五別之順逆也。

奇邪血絡第十四

黃帝問曰：願聞其奇邪而不在經者，何也？

岐伯對曰：血絡是也。

問曰：刺血絡而仆者，何也？血出而射者，何也？血出黑而濁者，血出清而半為汁者，何也？發針而腫者，何也？血出若多若少而面色蒼蒼然者，何也？發針而面色不變而煩悶者，何也？血出多而不動搖者，何也？願聞其故。

對曰：脈氣盛而血虛者，刺之則脫氣，脫氣則仆。血氣俱盛而陰氣多者，其血滑，刺之則射。陽氣積蓄久留不瀉者，其血黑以濁，故不能射。新飲而液滲於絡，而未和合於血，故血出而汁別焉。其不新飲者，身中有水，久則為腫，陰氣積於陽，其氣因於絡，故刺之血未出而氣先行，故腫。陰陽之氣，其新相得而未和合，因而瀉之，則陰陽俱脫，表裏相離，故脫色面蒼蒼然也。刺之色不變而煩悶者，刺絡而虛經，虛經之屬於陰者，陰氣脫，故煩悶。陰陽相得而合為痺者，此為內溢於經，而外注於絡，如是，陰陽皆有餘，雖多出血，弗能虛也。

問曰：相之奈何？

對曰：血脈盛，堅橫以赤，上下無常處，小者如針，大者如箸，刺而瀉之萬全，故無失數；失數而返，各如其度。

問曰：針入肉著，何也？

對曰：熱氣因於針則熱，熱則肉著於針，故堅焉。

五色第十五

雷公問曰：聞風者，百病之始也；厥逆，寒濕之所起也。別之奈何？

黃帝答曰：當候眉間（《太素》作關中）。薄澤為風，沖濁為痺，在地為厥，此其常也，各以其色言其病也。

問曰：人有不病卒死，何以知之？

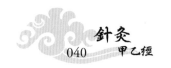

答曰：大氣入於臟腑者，不病而卒死矣。

問曰：凡病少愈而卒死者，何以知之？

答曰：赤色出於兩顴，大如拇指者，病雖少愈，必卒死。黑色出於顏（《太素》作庭），大如拇指，不病亦必卒死矣。

問曰：其死有期乎？

答曰：察其色以言其時。顏者，首面也。眉間以上者，咽喉也（《太素》眉間以上作闕上）。眉間以中（《太素》亦作闕中）者，肺也。下極者，心也。直下者，肝也。肝左者，膽也。下者，脾也。方上者，胃也。中央者，大腸也，夾大腸者，腎也。當腎者，臍也。面王以上者（王古本作壬字），小腸也。面王以下者，膀胱子處也。顴者，肩也。後顴者，臂也。臂以下者，手也。目內眥上者，膺乳也。夾繩而上者，背也。循頰車以上者，股也。中央者，膝也。膝以下者，胻也。當胻以下者，足也。巨分者，股裏也。巨屈者，膝臏也。此五臟六腑支節（一作節）之部也。五臟五色之見者，皆出其部也。其部骨陷者，必不免於病也。其部色乘襲者，雖病甚不死也。

問曰：五官具五色，何也？

答曰：青黑為痛，黃赤為熱，白為寒，是謂五官。

曰：以色言病之間甚奈何？曰：其色麤以明者為間，沉堅（一作夭，下同）者為甚，其色上行者病亦甚，其色下行如雲徹散者病方已。五色各有藏部，有外部，有內部。其色從外部走內部者，其病從外走內。其色從內部走外部者，其病從內走外。病生於內者，先治其陰，後治

其陽，反者益甚。病生於外者，先治其陽，後治其陰（《太素》云：病生於陽者，先治其外，後治其內。與此文異，義同），反者益甚。

用陽和陰，用陰和陽。審明部分，萬舉萬當。能別左右，是謂大通。男女異位，故曰陰陽。審察澤夭，謂之良工。沉濁為內，浮清為外，黃赤為風，青黑為痛，白為寒，黃而膏澤者為膿，赤甚者為血，痛甚者為攣，寒甚者為皮不仁。各見其部，察其浮沉，以知淺深，審其澤夭，以觀成敗，察其散浮，以知近遠，視色上下，以知病處，積神於心，以知往今。故相氣不微，不知是非。屬意勿去，乃知新故。色明不粗，沉夭為甚。不明不澤，其病不甚，其色散駒駒然未有聚，其病散而氣痛，聚未成也。腎乘心，心先病，腎為應，色其（一作皆）如是。

男子色在面王，為少腹痛，下為卵痛，其圜直為莖痛，高為本，下為首，狐疝癀陰病之屬也。女子色在面王，為膀胱子處病，散為痛，搏為聚，方圓左右各如其色形，其隨而下至骶為淫，有潤如膏狀，為暴食不潔，左為右（一作左），右為左（一作右），其色有邪，聚空滿而不端，面色所指者也。色者，青黑赤白黃，皆端滿有別鄉。別鄉赤者，其色亦赤，大如榆莢，在面王為不月。其色上銳首空上向，下銳下向，在左右如法。以五色命臟，青為肝，赤為心，白為肺，黃為脾，黑為腎。肝合筋，青當筋，心合脈，赤當脈。脾合肉，黃當肉。肺合皮，白當皮。腎合骨，黑當骨。

夫精明五色者，氣之華也。赤欲如白裹朱，不欲如

赭色也。白欲如白璧之澤（一云鵝羽），不欲如堊（一云鹽）也。青欲如蒼璧之澤，不欲如藍也。黃欲如羅裹雄黃，不欲如黃土也。黑欲如重漆色，不欲如炭（《素問》作地蒼）也。五色精微象見，其壽不久也。

青如草滋，黑如炲煤，黃如枳實，赤如衃血，白如枯骨，此五色見而死也。青如翠羽，黑如烏羽，赤如雞冠，黃如蟹腹，白如豕膏，此五色見而生也。生於心，如以縞裹朱；生於肺，如以縞裹紅；生於肝，如以縞裹紺；生於脾，如以縞裹栝樓實；生於腎，如以縞裹紫。此五臟所生之外營也。

凡相五色，面黃目青，面黃目赤，面黃目白，面黃目黑者，皆不死也。面青目赤（一作青），面赤目白，面青目黑，面黑目白，面赤目青者，皆死也。

陰陽二十五人形性血氣不同第十六

黃帝問曰：人有陰陽，何謂陰人，何謂陽人？

少師對曰：天地之間，不離於五，人亦應之，非徒一陰一陽而已。蓋有太陰之人，少陰之人，太陽之人，少陽之人，陰陽和平之人。凡此五人者，其態不同，其筋骨血氣亦不同也。

太陰之人，貪而不仁，下濟湛湛，好內而惡出，心抑而不發，不務於時，動而後人，此太陰之人也。

少陰之人，少貪而賊心，見人有亡，常若有得，好傷好害，見人有榮，乃反慍怒，心嫉而無恩，此少陰之人也。

　　太陽之人，居處于于，好言大事，無能而虛說，志發於四野，舉措罔顧是非，為事如常自用，事雖敗而無改（一作悔），此太陽之人也。

　　少陽之人，諟諦好自貴，有小小官，則高自宣，好為外交而不內附，此少陽之人也。

　　陰陽和平之人，居處安靜，無為懼懼，無為欣欣，婉然從物，或與不爭，與時變化，尊而謙讓，卑而不諂，是謂至治。

　　古之善用針灸者，視人五態乃治之，盛者瀉之，虛者補之。

　　太陰之人，多陰而無陽，其陰血濁，其衛氣澀，陰陽不和，緩筋而厚皮，不之疾瀉，不能移之。

　　少陰之人，多陰而少陽，胃小而腸大，六腑不調，其陽明脈小而太陽脈大，必審而調之，其血易脫，其氣易敗。

　　太陽之人，多陽而無陰，必謹調之，無脫其陰而瀉其陽，陽重脫者易狂，陰陽皆脫者暴死不知人。

　　少陽之人，多陽而少陰，經小而絡大，血在中而氣在外，實陰而虛陽，獨瀉其絡脈則強，氣脫而疾，中氣重不足，病不起矣。

　　陰陽和平之人，其陰陽之氣和，血脈調，宜謹審其陰陽，視其邪正，安其容儀，審其有餘，察其不足，盛者瀉之，虛者補之。不盛不虛，以經取之，此所以調陰陽，別五態之人也。

　　太陰之人，其狀黮黮然黑色，念然下意，臨臨然長

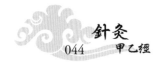

大,䐃（音窘）然未僂。

少陰之人，其狀清然竊然，固以陰賊，立而躁險，行而似伏。

太陽之人，其狀軒軒儲儲，反身折膕。

少陽之人，其狀立則好仰，行則好搖，其兩臂兩肘皆出於背。

陰陽和平之人，其狀逶逶然，隨隨然，顒顒然，愊愊然，豆豆然，眾人皆曰君子（一本多愉愉然，暶暶然）

黃帝問曰：余聞陰陽之人於少師。少師曰：天地之間不離於五，故五五二十五人之形，血氣之所生別，而以候從外知內何如？

岐伯對曰：先立五形，金木水火土，別其五色，異其五聲，而二十五人具也。

木形之人，比於上角，蒼色小頭，長面大肩，平背直身，小於是，好有材，好勞心，少力，多憂勞於事，奈春夏不奈秋冬，感而成病，主足厥陰佗佗然。大角（一曰左角）之人，比於左足少陽，少陽之上遺遺然。少角之人，比於右足少陽，少陽之下隨隨然。鈦角（一曰右角）之人，比於右足少陽，少陽之下鳩鳩然（一曰推推然）。判角之人，比於左足少陽，少陽之下括括然。

火形之人，比於上徵，赤色，廣朋，兌面小頭，好肩背髀腹，小手足，行安地，疾心行搖，肩背肉滿，有氣輕財，少信多慮，見事明瞭，好顏急心，不壽暴死，奈春夏不奈秋冬，感而生病，主手少陰竅竅然（一曰核核然）。太徵之人，比於左手太陽，太陽之上肌肌然。少徵

之人，比於右手太陽，太陽之下慆慆然（慆音剔，又音尚）。右徵之人，比於右手太陽，太陽之上鮫鮫然（一曰熊熊然）。判徵之人，比於左手太陽，太陽之下支支然，熙熙然。

土形之人，比於上宮，黃色，大頭圓面，美肩背，大腹，好股脛，小手足，多肉，上下相稱，行安地，舉足浮，安心，好利人，不喜權勢，善附人，奈秋冬不奈春夏，春夏感而生病，主足太陰敦敦然。太宮之人，比於左足陽明，陽明之上婉婉然。加宮之人，比於左足陽明，陽明之下炫炫然（一曰坎坎然）。少宮之人，比於右足陽明，陽明之上樞樞然。左宮之人，比於右足陽明，陽明之下兀兀然（一曰眾之人，一曰陽明之上）。

金形之人，比於上商，白色，小頭方面，小肩背，小腹，小手足，如骨發踵，外骨輕身（一曰發動輕身）清廉急心，靜悍善為吏，奈秋冬不奈春夏，春夏感而生病，主手太陰敦敦然。太商之人，比於左手陽明，陽明之上廉廉然。右商之人，比於左手陽明，陽明之下脫脫然。左商之人，比於右手陽明，陽明之上監監然。少商之人，比於右手陽明，陽明之下嚴嚴然。

水形之人，比於上羽，黑色，大頭面不平（一云曲面），廣頤小肩，大腹小手足（小作大），發行搖身，下尻長，背延延然，不敬畏，善欺紿人，殆戮死，奈秋冬不奈春夏，春夏感而生病，主足少陰污污然。大羽之人，比於右足太陽，太陽之上頰頰然。少羽之人，比於左足太陽，太陽之下紆紆然。眾之為人，比於右足太陽，太陽之

下潔潔然。桎之為人，比於左足太陽，太陽之上安安然。

問曰：得其形不得其色何如？

對曰：形勝色，色勝形者，至其勝時年加，害則病行，失則憂矣。形色相得，富貴大樂。

問曰：其形色相勝之時，年加可知乎？

對曰：凡人之大忌常加：七歲、九歲、十六歲、二十五歲、三十四歲、四十三歲、五十二歲、六十一歲，皆人之忌，不可不自安也。感則病「行」，失則憂矣。

問曰：脈之上下血氣之候，以知形氣奈何？

對曰：足陽明之上，血氣盛則髯美長，血多氣少則髯短，氣多血少則髯少，血氣俱少則無髯，兩吻多畫。足陽明之下，血氣盛則下毛美長至胸；血多氣少則下毛美短至臍，行則善高舉足，足大指少肉，足善寒，血少氣多則肉善瘃（瘃音竹）；血氣皆少則無毛，有則稀而枯瘁，善痿厥足痺。

足少陽之上，血氣盛則通髯美長，血多氣少則通髯美短，血少氣多則少髯，血氣皆少則無髯，感於寒濕，則善痺骨痛爪枯。足少陽之下，血氣盛則脛毛美長，外踝肥；血多氣少則脛毛美短，外踝皮堅而厚；血少氣多則胻毛少，外踝皮薄而軟；血氣皆少則無毛，外踝瘦而無肉。

足太陽之上，血氣盛則美眉，眉有毫毛；血多氣少則惡眉，面多小理；血少氣盛則面多肉，血氣和則美色。足太陽之下，血氣盛則跟肉滿，踵堅；氣少血多則瘦，跟空；血氣皆少則善轉筋，踵下痛。

手陽明之上，氣血盛則上髭美，血少氣多則髭惡，

血氣皆少則善轉筋，無髭。手陽明之下，血氣盛則腋下毛美，手魚肉以溫；氣血皆少則手瘦以寒。

手少陽之上，血氣盛則眉美以長，耳色美；血氣皆少則耳焦惡色。手少陽之下，血氣盛則手拳多肉以溫；血氣皆少則瘦以寒；氣少血多則瘦以多脈。

手太陽之上，血氣盛則多髯，面多肉以平；血氣皆少則面瘦黑色。手太陽之下，血氣盛則掌肉充滿；血氣皆少則掌瘦以寒。黃赤者多熱氣，青白者少熱氣，黑色者多血少氣。

美眉者太陽多血，通髯極鬚者少陽多血，美髯者陽明多血，此其時然也。夫人之常數，太陽常多血少氣，少陽常多氣少血，陽明常多血多氣，厥陰常多氣少血，少陰常多血少氣，太陰常多血少氣，此天之常數也。

問曰：二十五人者，刺之有約乎？

對曰：美眉者，足太陽之脈血氣多；惡眉者，血氣少。其肥而澤者，血氣有餘；肥而不澤者，氣有餘，血不足。瘦而無澤者，血氣俱不足。審察其形氣有餘不足而調之，可以知順逆矣。

問曰：刺其陰陽奈何？

對曰：按其寸口人迎，以調陰陽，切循其經絡之凝泣，結而不通者，此於身背為痛痺，甚則不行故凝泣，凝泣者致氣以溫之，血和乃止。其結絡者，脈結血不行，決之乃行，故曰：氣有餘於上者，導而下之；氣不足於上者，推而往之；其稽留不至者，因而迎之。必明於經隧，乃能持之。寒與熱爭者，導而行之；其宛陳血不結者，即

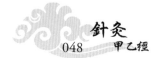

而取之。必先明知二十五人，別血氣之所在，左右上下，則刺約畢矣。

問曰：或神動而氣先針行，或氣與針相逢，或針已出，氣獨行，或數刺之乃知，或發針而氣逆，或數刺病益甚。凡此六者，各不同形，願聞其方？

對曰：重陽之盛人，其神易動，其氣易往也，矯矯蒿蒿，言語善疾，舉足喜高，心肺之藏氣有餘，陽氣滑盛而揚，故神動而氣先行，此人頗有陰者也。多陽者多喜，多陰者多怒，數怒者易解，故曰頗有陰。其陰陽之離合難，故其神不能先行。陰陽和調者，血氣淖澤滑利，故針入而氣出，疾而相逢也。其陰多而陽少，陰氣沉而陽氣浮者內藏，故針已出，氣乃隨其後，故獨行也。其多陰而少陽者，其氣沉而氣往難，故數刺之乃知。其氣逆與其數刺病益甚者，非陰陽之氣也，沉浮之勢也，此皆粗之所敗，工之所失，其形氣無過也。

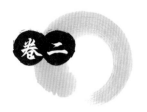

十二經脈絡脈支別第一（上）

雷公問曰：禁脈之言，凡刺之理，經脈為始，願聞其道？黃帝答曰：經脈者，所以決死生，處百病，調虛實，不可不通也。

肺，手太陰之脈，起於中焦，下絡大腸，還循胃口，上膈屬肺，從肺系橫出腋下，下循臑內，行少陰心主之前，下肘中，循臂內上骨下廉，入寸口，上魚，循魚際，出大指之端。其支者，從腕後直出次指內廉，出其端。是動則病肺脹滿，膨膨然而喘咳，缺盆中痛，甚則交兩手而瞀，是謂臂厥。是主肺所生病者，咳，上氣，喘喝，煩心，胸滿，臑臂內前廉痛，厥，掌中熱。氣盛有餘則肩背痛，風寒汗出中風，小便數而欠。氣虛則肩背痛寒，少氣不足以息，溺色變（一云卒遺矢無變）。為此諸病。凡十二經之病，盛則瀉之，虛則補之，熱則疾之，寒則留之，陷下則灸之，不盛不虛，以經取之。盛者則寸口大三倍於人迎，虛者則寸口反小於人迎也。

大腸，手陽明之脈，起於大指次指之端外側，循指上廉，出合骨兩骨之間，上入兩筋之中，循臂上廉，入肘外廉，上循臑外廉上肩，出髃骨之前廉，上出柱骨之會

上，下入缺盆，絡肺下膈，屬大腸。其支者，從缺盆直上至頸，貫頰，下入齒中，還出夾口，交人中，左之右，右之左，上夾鼻孔。是動則病齒痛，頰腫。是主津液所生病者，目黃，口乾，鼽衄，喉痺，肩前臑痛者，大指次指痛不用。氣盛有餘則當脈所過者熱腫，虛則寒栗不復。為此諸病。盛者則人迎大三倍於寸口；虛者則人迎反小於寸口也。

胃，足陽明之脈，起於鼻交頞中，旁約大腸之脈下循鼻外，上入齒中，還出夾口環唇，下交承漿，卻循頤後下廉，出大迎，循頰車，上耳前，過客主人，循髮際至額顱。其支者，從大迎前下人迎，循喉嚨入缺盆，下膈屬胃絡脾。其直者，從缺盆下乳內廉，下挾臍，入氣街中。其支者，起於胃口，下循腹裏，下至氣街中而合，以下髀關，抵伏兔，下入膝臏中，下循胻外廉，下足跗，入中指內間。其支者，下膝三寸而別，以下入中指外間。其支者，別跗上入大指間，出其端。是動則病淒淒然振寒，善伸數欠，顏黑。病至則惡人與火，聞木音則惕然驚，心欲動，獨閉戶塞牖而處，甚則欲上高而歌，棄衣而走，賁響腹脹，是為臂（一作骭）厥。是主血所生病者，狂瘧（一作瘧）溫淫汗出，鼽衄，口喎唇緊，頸腫喉痺，大腹水腫，膝臏腫痛，循膺、乳、氣街、股、伏兔、胻外廉、足跗上皆痛，中指不用。氣盛則身以前皆熱，其有餘於胃，則消穀善饑，溺色黃。氣不足則身以前皆寒慄，胃中寒則脹滿。為此諸病。盛者人迎大三倍於寸口，虛者人迎反小於寸口也。

　　脾，足太陰之脈，起於大指之端，循指內側白肉際，過核骨後，上內踝前廉，上腨內，循脛骨後，交出厥陰之前，上循膝股內前廉，入腹屬脾絡胃，上膈夾咽，連舌本，散舌下。其支者，復從胃別上膈注心中。是動則病舌本強。食則嘔，胃脘痛，腹脹善噫，得後與氣則快然而衰，身體皆重。是主脾所病者，舌本痛，體不能動搖，食不下，煩心，心下急，寒瘧、溏、瘕泄、水閉、黃疸，不能臥，唇青，強欠，股膝內腫痛，厥，足大指不用。為此諸病。盛者則寸口大三倍於人迎，虛者則寸口反小於人迎也。

　　心，手少陰之脈，起於心中，出屬心系，下膈絡小腸。其支者，從心系，上夾咽，系目系（一本作循胸出腸）。其直者，復從心系卻上肺，上出腋下，下循臑內後廉，循太陰，心主之後，下肘中內廉，循臂內後廉，抵掌後兌骨之端，入掌內後廉，循小指內出其端。是動則病嗌乾心痛，渴而欲飲，是為臂厥。是主心所生病者，目黃脅滿痛。臑臂內後廉痛，厥，掌中熱痛。為此諸病。盛者則寸口大再倍於人迎，虛者則寸口反小於人迎也。

　　小腸，手太陽之脈，起於小指之端，循手外側，上腕出踝中，直上循臂骨下廉，出肘內側兩骨之間，上循臑外後廉，出肩解，繞肩胛，交肩上，入缺盆，向腋下，絡心，循咽下膈抵胃，屬小腸。其支者，從缺盆循頸上頰，至目銳眥，卻入耳中。其支者，別頰上䪼抵鼻，至目內眥，斜絡於顴。是動則病嗌痛頷腫，不可以顧，肩似拔，臑似折。是主液所生病者，耳聾目黃，頰腫。頸頷肩臑肘

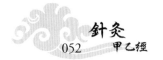

臂外後廉痛。為此諸病。盛者則人迎大再倍於寸口，虛者則人迎反小於寸口也。

膀胱，足太陽之脈，起於目內眥，上額交巔。其支者，從巔至耳上角。其直者，從巔入絡腦，還出別下項，循肩膊內，夾脊抵腰中，入循膂，絡腎屬膀胱。其支者，從腰中下會於後陰，貫臀入膕中。其支者，從膊內左右別下貫胂（一作髖），夾脊內，過髀樞，循髀外後廉，下合膕中，以下貫踹（足跟也）內，出外踝之後，循京骨，至小指外側。是動則病沖頭痛，目似脫，項似拔，脊腰似折，不可以曲，膕如結，踹如裂，是謂踝厥。是主筋所生病者，痔瘧狂癲疾，頭囟項頸間痛，目黃淚出，鼽衄，項背腰尻膕踹腳皆痛，小指不用。為此諸病。盛者則人迎大再倍於口。虛者則人迎反小於寸口也。

腎，足少陰之脈。起於小指之下，斜趣足心，出然谷之下，循內踝之後，別入跟中，以上踹內，上股內後廉，貫脊屬腎絡膀胱。其直者，從腎上貫肝膈，入肺中，循喉嚨，夾舌本（一本云從橫骨中挾臍循腹裏上行而入肺）。其支者，從肺出絡心，注胸中。是動則病饑不欲食，面黑如炭色，咳唾則有血，喝喝而喘（一作喉鳴），坐而欲起，目䀮䀮無所見，心如懸若饑狀，是為骨厥。是主腎所病者，口熱舌乾，咽腫上氣，嗌乾及痛，煩心，心痛，黃疸，腸澼，脊股內後廉痛，痿厥，嗜臥，足下熱而痛。灸則強食生肉，緩帶被髮，大杖重履而步。為此諸病。盛者則寸口大再倍於人迎，虛者則寸口反小於人迎也。

心主手厥陰之脈，起於胸中，出屬心包絡，下膈，歷絡三焦。其支者，循胸出脅下腋三寸，上抵腋下，循臑內，行太陰、少陰之間，入肘中，下循臂，行兩筋之間，入掌中循中指出其端。其支者，別掌中，循小指次指出其端。是動則病手心熱，臂肘攣急，腋腫，甚則胸脅支滿，心中憺憺大動，面赤目黃，喜笑不休。是主脈（一作心包絡）所生病者，煩心心痛，掌中熱。為此諸病。盛者則寸口大一倍於人迎，虛者則人迎反大寸口反小於人迎也。

三焦手少陽之脈，起於小指次指之端，上出兩指之間，循手表腕出臂外兩骨之間，上貫肘，循臑外上肩，而交出足少陽之後，入缺盆，布膻中，散絡心包，下膈，遍屬三焦。其支者，從膻中，上出缺盆，上項夾耳後·直上出耳上角，以屈下額（一作頰），至頔。其支者，從耳後入耳中，出走耳前，過客主人前，交頰，至目兌眥。是動則病耳聾，渾渾焞焞，嗌腫喉痺。是主氣所生病者，汗出，目兌眥痛，頰痛，耳後肩臑肘臂外皆痛，小指次指不為用。為此諸病。盛者則人迎大一倍於寸口，虛者則人迎反小於寸口也。

膽，足少陽之脈，起於目兌眥，上抵頭角，下耳後，循頸行手少陽之前，至肩上，卻交出手少陽之後，入缺盆。其支者，從耳後，入耳中，出走耳前，至目兌眥後。其支者，別兌眥，下大迎，合手少陽抵於頔下（一本云別兌眥，上迎手少陽於頗），加頰車，下頸，合缺盆，以下胸中，貫膈絡肝屬膽，循脅裏，出氣街，繞毛際，橫入髀厭中。其直者，從缺盆下腋，循胸中，過季脅，下合

髀厭中，以下循髀陽，出膝外廉，下外輔骨之前，直下抵絕骨之端，下出外踝之前，循足跗上，入小指次指之端。其支者，別跗上，入大指之間，循大指歧骨內出其端，還貫入爪甲，出三毛。是動則病口苦，善太息，心脅痛不能反側，甚則面微塵，體無膏澤，足外反熱，是為陽厥。是主骨所生病者，頭面頷痛，目兌眥痛，缺盆中腫痛，腋下腫痛，馬刀夾癭，汗出振寒，瘧，胸中脅肋髀膝外至脛絕骨外踝前及諸節皆痛，小指次指不用。為此諸病。盛者則人迎大倍於寸口，虛者人迎反小於寸口也。

肝足厥陰之脈，起於大指叢毛之際，上循足跗上廉，去內踝一寸，上踝八寸，交出太陰之後，上膕內廉，循股陰入毛中，環陰器，抵小腹，夾胃屬肝絡膽，上貫膈，布脅肋，循喉嚨之後，上入頏顙，連目系，上出額，與督脈會於巔（一云：其支者，從小腹與太陰、少陽結於腰髁夾脊下第三、第四骨孔中）。其支者，從目系下頰裏，環脣內。其支者，復從肝別貫膈，上注肺中。是動則病腰痛不可以俯仰，丈夫㿗疝，婦人少腹腫，甚則嗌乾，面塵脫色。是主肝所生病者，胸滿嘔逆，洞泄，狐疝，遺精癃閉。為此諸病。盛者則寸口大一倍於人迎，虛者則寸口反小於人迎也。

足少陰氣絕則骨枯，少陰者冬脈也，伏行而濡骨髓者也，故骨不濡（一作軟）則肉不能著骨也，骨肉不相親，則肉濡而卻，肉濡而卻，故齒長而垢，髮無潤澤，無潤澤者骨先死，戊篤己死，土勝水也。

手少陰氣絕則脈不通，脈不通則血不流，血不流則

髮色不澤，故面色如黧（一作漆柴）者，血先死，壬篤癸死，水勝火也。《靈樞》云：少陰終者，面黑齒長而垢，腹脹閉，上下不通而終矣。

足太陰氣絕則脈不營其口唇，口唇者肌肉之本也，脈弗營則肌肉濡，肌肉濡則人中滿（一作舌痿），人中滿則唇反，唇反者肉先死，甲篤乙死，木勝土也。

手太陰氣絕則皮毛焦，太陰者行氣溫於皮毛者也，氣弗營則皮毛焦，皮毛焦則津液去，津液去則皮節著，皮節著則爪枯毛折，毛折者毛先死，丙篤丁死，火勝金也。《九卷》云：腹脹閉不得息，善噫，善嘔，嘔則逆，逆則面赤，不逆上下不通，上下不通則面黑皮毛焦而終矣。

足厥陰氣絕則筋弛，厥陰者肝脈也，肝者筋之合也，筋者聚於陰器，而脈絡於舌本，故脈弗營則筋縮急，筋縮急則引卵與舌，故唇青舌捲卵縮則筋先死，庚篤辛死，金勝木也。《九卷》云：中熱嗌乾，喜溺煩心，甚則舌捲卵上縮而終矣。

五陰俱絕則目系轉，轉則目運，運為志先死，故志先死則遠一日半而死矣。

太陽脈絕，其終也，戴眼，反折瘛瘲，其色白，絕汗乃出，則終矣。

少陽脈絕，其終也，耳聾，百節盡縱，目睘（一作裹，一本無）系絕，系絕一半日死，其死也，目白乃死（一作色青白）。

陽明脈絕，其絕也，口目動作，善驚妄言，色黃，其上下經盛而不行（一作不仁），則終矣。

六陽俱絕則陰陽相離，陰陽相離則腠理發泄，絕汗乃出，大如貫珠，轉出不流，則氣先死矣。故旦占夕死，夕占旦死。

此十二經之敗也。

十二經脈絡脈支別第一（下）

黃帝問曰：經脈十二，而手太陰之脈獨動不休何也？岐伯對曰：足陽明胃脈也，胃者五臟六腑之海，其清氣上注於肺，肺氣從太陰而行之，其行也以息往來，故人一呼脈再動，一吸脈亦再動，呼吸不已，故動而不止。

問曰：氣口何以獨為五臟主？對曰：胃者水穀之海，六腑之大源也。五味入於口，藏於胃，以養五臟氣，氣口亦太陰也，是以五臟六腑之氣味皆出於胃，變見於氣口。故五氣入於鼻，藏於心肺，肺有病而鼻為之不利也。（《九卷》言其動，《素問》論其氣，此言其為五臟之所主，相發明也）。

問曰：氣之過於寸口也，上出焉息，下出焉伏，何道從還，不知其極也？對曰：氣之離於藏也，卒然如弓弩之發，如水岸之下，上於魚以反衰，其餘氣衰散以逆上，故其行微也。

問曰：足陽明因何而動？對曰：胃氣上注於肺，其悍氣上沖頭者，循喉上走空竅，循眼系入絡腦，出頷下客主人，循頰車，合陽明，並下人迎，此胃氣走於陽明者也。故陰陽上下，其動也若一。故陽病而陽脈小者為逆，

陰病而陰脈大者為逆，陰陽俱靜與其俱動，若引繩，相傾者病。

問曰：足少陰因何而動？對曰：衝脈者十二經脈之海也，與少陰之絡起於腎下，出於氣街，循陰股內廉，斜入膕中，循骭骨內廉，並少陰之經，下入內踝之後，入足下。其別者，斜入踝內，出屬跗上，入大指之間，以注諸絡，以溫足跗，此脈之常動者也。

問曰：衛氣之行也，上下相貫，如環無端，今有卒遇邪氣，及逢大寒，手足懈惰，不隨其脈陰陽之道相腧之會行相失也，氣何由還？對曰：夫四末陰陽之會，此氣之大絡也。四街者，氣之經也（經，一作徑）。故絡絕則經通，四末解則氣從合，相輸如環。黃帝曰：善！此所謂如環無端，莫知其紀，終而復始，此之謂也。

十二經脈伏行於分肉之間，深而不見。其常見者，足太陰脈過於「內」踝之上，無所隱。故諸脈之浮而常見者，皆絡脈也。六經絡，手陽明、少陽之大絡起五指間，上合肘中。飲酒者，衛氣先行皮膚，先充絡脈，絡脈先盛，則衛氣以平，營氣乃滿，而經脈大盛也。脈之卒然動者，皆邪氣居之，留於本末，不動則熱，不堅則陷且空，不與眾同，是以知其何脈之動也。

雷公問曰：何以知經脈之與絡脈異也？

黃帝答曰：經脈者，常不可見也。其虛實也，以氣口知之。脈之見者，皆絡脈也。諸絡脈皆不能經大節之間，必行絕道而出入復合於皮中，其會皆見於外。故諸刺絡脈者，必刺其結亡，甚血者雖無血結，急取之以瀉其邪

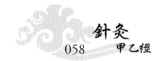

而出其血，留之發為痺也。

凡診絡脈，脈色青則寒且痛，赤則有熱。胃中有寒，則手魚際之絡多青。胃中有熱，則魚際之絡赤。其暴黑者，久留痺也。其有赤有青有黑者，寒熱也。其青而小短者，少氣也。凡刺寒熱者，皆多血絡，必間日而取之，血盡乃止，調其虛實。其小而短者少氣，甚者瀉之則悶，悶甚則仆不能言，悶則急坐之也。

手太陰之別，名曰列缺，起於腕上分間，並太陰之經直入掌中，散入於魚際。其病實則手兌骨掌熱，虛則欠𫝹（ㄑㄩㄟˋ，張口也），小便遺數，取之去腕一寸五分，別走陽明。

手少陰之別，名曰通里，在腕一寸，別而上行，循經入於心中，繫舌本，屬目系。實則支膈，虛則不能言，取之腕後一寸，別走太陽。

手心主之別，名曰內關，去腕二寸，出於兩筋之間，循經以上，繫於心包絡，心系實則心痛，虛則為煩，取之兩筋間。

手太陽之別，名曰支正，亡腕五寸，內注少陰，其別者上走肘，絡肩髃。實則筋弛肘廢，虛則生疣，小者如指痂疥，取之所別。

手陽明之別，名曰偏歷，去腕三寸，別走太陰，其別者上循臂，乘肩髃，上曲頰偏齒。其別者入耳，會於宗脈。實則齲齒耳聾，虛則齒寒痺隔，取之所別。

手少陽之別，名曰外關，去腕二寸，外繞臂，注胸中，合心主。實則肘攣，虛則不收，取之所別。

足太陽之別，名曰飛揚，去踝七寸，別走少陰，實則窒鼻（一云尌室）頭背痛，虛則鼽衄，取之所別。

足少陽之別，名曰光明，去踝上五寸，別走厥陰，並經下絡足跗。實則厥，虛則痿躄，坐不能起，取之所別。

足陽明之別，名曰豐隆，去踝八寸，別走太陰。其別者，循脛骨外廉上絡頭項，合諸經之氣，下絡喉嗌。其病氣逆則喉痹瘁瘖。實則顛狂，虛則足不收，脛枯，取之所別。

足太陰之別，名曰公孫，去本節後一寸，別走陽明。其別者，入絡腸胃。厥氣上逆則霍亂，實則腹中切痛，虛則鼓脹，取之所別。

足少陰之別，名曰大鐘，當踝後繞跟，別走太陽。其別者，並經上走於心包，下外貫腰脊。其病氣逆則煩悶，實則癃閉，虛則腰痛，取之所別。

足厥陰之別，名曰蠡溝，去內踝上五寸，別走少陽。其別者，循脛上睪，結於莖。其病氣逆則睪腫卒疝，實則挺長熱，虛則暴癢，取之所別。

任脈之別，名曰尾翳，下鳩尾，散於腹。實則腹皮痛，虛則搔癢，取之所別。

督脈之別，名曰長強。夾脊上項，散頭上，下當肩胛左右，別走太陽，入貫膂。實則脊強，虛則頭重，高搖之，夾脊之有過者（《九墟》無此九字），取之所別。

脾之大絡名曰大包，出淵腋下三寸，布胸脅。實則一身盡痛，虛則百脈皆縱，此脈若羅絡之血者，皆取之。凡此十五絡者，實則必見，虛則必下，視之不見，求之上

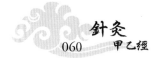

下，人經不同，絡脈異所別也。

黃帝問曰：皮有分部，脈有經紀，願聞其道？

岐伯對曰：欲知皮部以經脈為紀者，諸經皆然。

陽明之陽，名曰害蜚，十二經上下同法，視其部中有浮絡者，皆陽明之絡也。其色多青則痛，多黑則痺，黃赤則熱，多白則寒，五色皆見，則寒熱也。絡盛則入客於經，陽主外，陰主內。

少陽之陽，名曰樞杼（一作持），視其部中有浮絡者，皆少陽之絡也。絡盛則入客於經。故在陽者主內，在陰者主外，以滲於內也。諸經皆然。

太陽之陽，名曰關樞，視其部中有浮絡者，皆太陽之絡也。絡盛則入客於經。

少陰之陰，名曰樞儒，視其部中有浮絡者，皆少陰之絡也。絡盛則入客於經，其入於經也，從陽部注於經，其出者，從陰部內注於骨。

心主之陰，名曰害肩，視其部中有浮絡者，皆心主之絡也。絡盛則入客於經。

太陰之陰，名曰關蟄，視其部中有浮絡者，皆太陰之絡也。絡盛則入客於經。

凡此十二經絡脈者，皮之部也。

是故百病之始生也，必先客於皮毛，邪中之則腠理開，開則入客於絡脈，留而不去，傳入於經，留而不去，傳入於腑，廩於腸胃。邪之始入於皮也，泝然起毫毛，開腠理。其入於絡也，則絡脈盛，色變。其入客於經也則盛，虛乃陷下。其留於筋骨之間，寒多則筋攣骨痛，熱多

則筋弛骨消，肉爍膕破，毛直而敗也。

問曰：十二部，其生病何如？對曰：皮者，脈之部也。邪客於皮則腠理開，開則邪入客於絡脈，絡脈滿則注於經脈，經脈滿則入舍於腑臟。故皮有分部，不癒而生大病也。

問曰：夫絡脈之見，其五色各異，其故何也？對曰：經有常色，而絡無常變。

問曰：經之常色何如？對曰：心赤肺白肝青脾黃腎黑，皆亦應其經脈之色也。

問曰：其絡之陰陽亦應其經乎？對曰：陰絡之色應其經，陽絡之色變無常，隨四時而行。寒多則凝泣，凝泣則青黑；熱多則淖澤，淖澤則黃赤。此其常色者，謂之無病。五色俱見，謂之寒熱。

問曰：余聞人之合於天地也，內有五臟，以應五音、五色、五味、五時、五位。外有六腑，以合六律，主持陰陽諸經，而合之十二月、十二辰、十二節、十二時、十二經水、十二經脈，此五臟六腑所以應天道也。夫十二經脈者，人之所以生，病之所以成，人之所以治，病之所以起，學之所始，工之所止，粗之所易，上之所難也。其離合出入奈何？

對曰：此粗之所過，上之所悉也，請悉言之。

足太陽之正，別入於膕中，其一道下尻五寸，別入於肛，屬於膀胱，散之腎，循膂當心入散。直者，從膂上出於項，復屬於太陽，此為一經也。

足少陰之正，至膕中，別走太陽而合，上至腎，當十

四椎，出屬帶脈。直者，系舌本，復出於項，合於太陽，此為一合。（《九墟》云：或以諸陰之別者皆為正也）。

足少陽之正，或以諸陰別者為正（一本云：繞髀，入於毛際，合於厥陰）。別者入季脅之間，循胸裏，屬膽，散之上肝貫心，以上夾咽，出頤頷中，散於面，系目系，合少陽於外眥。

足厥陰之正，別跗上，上至毛際，合於少陽，與別俱行，此為二合。

足陽明之正，上至髀，入於腹裏，屬於胃，散之脾，上通於心，上循咽，出於口，上頞頔，還系目，合於陽明。

足太陰之正，則別上至髀，合於陽明，與別俱行，上終於咽，貫舌本，此為三合。

手太陽之正，指地，別入於肩解，入腋走心，系小腸。

手少陰之正，別下於淵腋兩筋之間，屬於主，上走喉嚨，出於面，合目內眥，此為四合。

手少陽之正，指天，別於巔，入於缺盆，下走三焦，散於胸中。

手心主之正，別下淵腋三寸，入胸中，別屬三焦，上循喉嚨，出耳後，合少陽完骨之下，此為五合。

手陽明之正，從手循膺乳，別於肩髃，入柱骨下，走大腸，屬於肺，上循喉嚨，出缺盆，合於陽明。

手太陰之正，別入淵腋少陰之前，入走肺，散之太陽，上出缺盆，循喉嚨，復合陽明，此為六合。

奇經八脈第二

黃帝問曰：脈行之逆順奈何？

岐伯對曰：手之三陰，從臟走手。手之三陽，從手走頭。足之三陽，從頭走足。足之三陰，從足走腹。曰：少陰之脈獨下行何也？曰：衝脈者，五臟六腑之海也，五臟六腑皆稟焉。其上者出於頏顙，滲諸陽，灌諸陰。其下者注少陰之大絡，出於氣街，循陰股內廉，斜入膕中，伏行骭骨內，下至內踝之後屬而別。其下者，至於少陰之經，滲三陰，其前者，伏行出屬跗，下循跗入大指間，滲諸絡而溫肌肉。故別絡結則跗上不動，不動則厥，厥則寒矣。曰：何以明之？曰：以言道之，切而驗之，其非必動，然後可以明逆順之行也。

衝脈任脈者，皆起於胞中，上循脊裏，為經絡之海。其浮而外者，循腹上（一作右）行，會於咽喉，別而絡唇口。血氣盛則充膚熱肉，血獨盛則滲灌皮膚，生毫毛。婦人有餘於氣，不足於血，以其月水下，數脫血，任衝並傷故也。任衝之交脈，不營其唇，故髭鬚不生焉。任脈者，起於中極之上，以下毛際，循腹裏，上關元，至咽喉，上頤循目入面。衝脈者，起於氣街，並少陰之經（《難經》作陽明之經）夾臍上行，至胸中而散（其言；衝脈與《九卷》異）。任脈為病，男子內結七疝，女子帶下瘕聚。衝脈為病，逆氣裏急。督脈為病，脊強反折（亦與《九卷》互相發也）。

問曰：人有傷於陰，陰氣絕而不起，陰不為用，髭

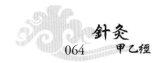

鬚不去，宦者獨去，何也？

對曰：宦者去其宗筋，傷其衝脈，血瀉不復，皮膚內結，唇口不營，故無髭鬚。夫宦者，其任衝之脈不盛，宗筋不成，有氣無血，口唇不營，故髭鬚不生。（督脈者經缺不具，見於營氣，曰上額循巔下項中循脊入骶，是督脈也。）

《素問》曰：督脈者，起於少腹以下骨中央，女子入系廷孔，其孔溺孔之端也，其絡循陰器，合篡間，繞篡後，別繞臀至少陰，與巨陽中絡者，合少陰上股內後廉，貫脊屬腎。與太陽起於目內眥，上額交巔，上入絡腦，還出別下項，循肩髆內，夾脊抵腰中，入循膂，絡腎。其男子循莖下至篡，與女子等，其小腹直上者，貫臍中央，上貫心，入喉，上頤環唇，上系兩目之中。此生病從小腹上沖心而痛，不得前後，為沖疝。其女子不孕，癃痔遺溺嗌乾。督脈生病，治督脈。

《難經》曰：督脈者，起於下極之俞，並於脊裏，上至風府，入屬於腦，上巔循額，至鼻柱，陽脈之海也。（《九卷》言營氣之行於督脈，故從上下。《難經》言其脈之所起，故從下上。所以互相發用也。《素問》言督脈似謂在沖，多聞闕疑，故並載以貽後之長者云。）

問曰：蹻脈安起安止，何氣營也？

對曰：蹻脈者，少陰之別，起於然骨之後，上內踝之上，直上循陰股，入陰，上循胸裏入缺盆，上循人迎之前，上入頄（《靈樞》作頏字），屬目內眥，合於太陽陽蹻而上行，氣相並相還，則為濡（一作深）目，氣不營則

目不合也。

問曰：氣獨行五臟，不營六府何也？

對曰：氣之不得無行也，如水之流，如日月之行不休，故陰脈營其臟，陽脈營其府，如環之無端，莫知其紀，終而復始。其流溢之氣，內溉臟腑，外濡腠理。

問曰：蹻脈有陰陽，何者當其數？

對曰：男子數其陽，女子數其陰；其陰（一本無此二字）當數者為經，不當數者為絡也。

《難經》曰：陽蹻脈者起於跟中，循外踝上行，入風池。陰蹻脈者，亦起於跟中，循內踝上行，入喉嚨，交貫衝脈。此所以互相發明也。又曰：陽維陰維者，維絡於身，溢蓄不能環流溉灌也。故陽維起於諸陽會，陰維起於諸陰交也。又曰：帶脈起於季脅，回身一周（自衝脈已下是謂奇經八脈）。又曰：陰蹻為病，陽緩而陰急。陽蹻為病，陰緩而陽急。陽維維於陽，陰維維於陰。陰陽不能相維，為病腰腹縱容，如囊水之狀（一云腹滿腰溶溶如坐水中狀）此八脈之診也（維脈帶脈皆見如此，詳《素問·病論》及見於《九卷》）。

脈度第三

黃帝問曰：願聞脈度？

岐伯對曰：手之六陽，從手至頭，長五尺，五六合三丈。手之六陰，從手至胸中，長三尺五寸，三六一丈八尺，五六合三尺，凡二丈一尺。

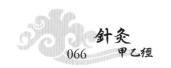

足之六陽，從頭至足，長八尺，六八合四丈八尺。
足之六陰，從足至胸中，長六尺五寸，六六合三丈六尺，
五六三尺，凡三丈九尺。

蹻脈從足至目，長七尺五寸，二七一丈四尺，二五
合一尺，凡一丈五尺。

督脈、任脈各長四尺五寸，二四合八尺，二五合一
尺，凡九尺。凡都合一十六丈二尺。此氣之大經隧也。經
脈為裏，支而橫者為絡，絡之別者為孫絡，孫絡之盛而有
血者疾誅之，盛者徐瀉之，虛者飲藥以補之。

十二經標本第四

黃帝問曰：五臟者，所以藏精神魂魄也。六腑者，
所以受水穀而化物者也。其氣內循於五臟，而外絡支節。
其浮氣之不循於經者為衛氣，其精氣之行於經者為營氣。
陰陽相隨，外內相貫，如環無端，亭亭淳淳乎，孰能窮
之？然其分別陰陽，皆有標本虛實所離之處。能別陰陽十
二經者，知病之所生。候虛實之所在者，能得病之高下。
知六經之氣街者，能知解結紹於門戶。能知虛實之堅濡
者，知補瀉之所在。能知六經標本者，可以無惑於天下
也。

岐伯對曰：博哉聖帝之論！臣請悉言之。

足太陽之本，在跟上五寸中，標在兩絡命門，命門
者目也。

足少陰之本，在內踝下上三寸中，標在背腧與舌下

兩脈。

足少陽之本，在竅陰之間，標在窗籠之前，窗籠者耳也。(《千金》云：窗籠者，耳前上下脈以手按之動者是也。)

足陽明之本在厲兌，標在人迎上頰頏顙。(《九卷》云：標在人迎頰上挾頏顙。)

足厥陰之本，在行間上五寸所，標在背腧。

足太陰之本，在中封前四寸之中，標在背腧與舌本。

手太陽之本，在外踝之後，標在命門之上一寸(《千金》云：命門在心上一寸)。

手少陽之本，在小指次指之間上三寸(一作二寸)，標在耳後上角下外眥。

手陽明之本，在肘骨中，上至別陽，標在顏下合鉗上。

手太陰之本，在寸口之中，標在腋下內動脈是也。

手少陽之本，在兌骨之端，標在背腧。

手心主之本，在掌後兩筋之間，標在腋下三寸。

凡候此者，下虛則厥，下盛則熱，上虛則眩，上盛則熱痛。故實者絕而止之，虛者引而起之。

請言氣街：胸氣有街，腹氣有街，頭氣有街，脛氣有街。故氣在頭者，上(一作止，下同)之於腦；氣在胸中者，上之膺與背腧；氣在腹者，上之於背腧，與衝脈於臍左右之動脈者；氣在脛者，上之氣街與承山踝上以下。取此者用毫針，必先按而久存之應於手，乃刺而予之。所刺者，頭痛眩仆，腹痛中滿暴脹，及有新積痛可移者，易已也，積不痛者，難已也。

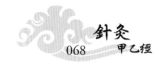

經脈根結第五

黃帝曰：天地相感，寒熱相移，陰陽之數，孰少孰多？陰道偶爾陽道奇，發於春夏，陰氣少而陽氣多，陰陽不調，何補何瀉？發於秋冬，陽氣少而陰氣多，陰氣盛陽氣衰，故莖葉枯槁，濕雨下歸，陰陽相離，何補何瀉？奇邪離經，不可勝數，不知根結，五臟六腑，折關敗樞，開闔而走，陰陽大失，不可復取。九針之要，在於終始，能知終始，一言而畢，不知終始，針道絕矣。

太陽根於至陰，結於命門，命門者，目也。

陽明根於厲兌，結於頏顙，頏顙者，鉗大，鉗大者耳也。

少陽根於竅陰，結於窗籠，窗籠者耳也。

太陽為開，陽明為闔，少陽為樞。故開折則肉節潰緩而暴病起矣，故候暴病者取之太陽，視有餘不足，潰緩者皮肉緩膲而弱也。闔折則氣無所止息而痿病起矣，故痿病者皆取之陽明，視有餘不足，無所止息者，真氣稽留，邪氣居之也。樞折則骨搖而不能安於地，故骨搖者取之少陽，視有餘不足，節緩而不收者，當核其本。

太陰根於隱白，結於太倉。

厥陰根於大敦，結於玉英，絡於膻中。

少陰根於湧泉，結於廉泉。

太陰為開，厥陰為闔，少陰為樞。故開折則倉稟無所輸，膈洞。膈洞者取之太陰，視有餘不足，故開折者，則氣不足而生病。闔折則氣弛而善悲，善悲者取之厥陰，

視有餘不足。樞折則脈有所結而不通，不通者取之少陰，視有餘不足，有結者皆取之。

足太陽根於至陰，流於京骨，注於崑崙，入於天柱、飛揚。

足少陽根於竅陰，流於丘墟，注於陽輔，入於天容、光明。

足陽明根於厲兌，流於衝陽，注於下陵，入於人迎、豐隆。

手太陽根於少澤，流於陽谷，注於少海。入於天窗、支正。

手少陽根於關衝，流於陽池，注於支溝，入於天牖、外關。

手陽明根於商陽，流於合谷，注於陽谿，入於扶突，偏歷。此所謂十二經絡也，絡盛者當取之。

經筋第六

足太陽之筋，起於足小指上，結於踝，斜上結於膝。其下者，從足外側，結於踵，上循跟，結於膕。其別者，結於踹外。上膕中內廉，與膕中並上結於臀，上夾脊上項。其支者，別入結於舌本。其直者，結於枕骨，上頭下額（一作顏），結於鼻。其支者，為目上綱，下結於頄（《靈樞》作頄字）。其下支者，從腋後外廉，結於肩髃。其支者，入腋下，出缺盆，上結於完骨。其支者，出缺盆，斜上入於頄。其病小指支踵跟痛（一作小指支踵

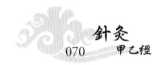

痛），膕攣急，脊反折，項筋急，肩不舉，腋支缺盆中紐痛，不可左右搖。治在燔針劫刺，以知為數，以痛為腧，名曰仲春痺。

足少陽之筋，起於小指次指之上，結於外踝，上循脛外廉，結於膝外廉。其支者，別起於外輔骨，上走髀，前者結於伏兔，後者結於尻。其直者，上乘䏚季脅，上走腋前廉，繫於膺乳，結於缺盆。直者，上出腋貫缺盆，出太陽之前，循耳後，上額角，交巔上，下走頷，上結於䪼。其支者，結於目外眥為外維。其病小指次指支轉筋，引膝外轉筋，膝不可屈伸，膕筋急，前引髀，後引尻，上乘䏚，季脅痛，上引缺盆膺乳頸，維筋急，從左之右，右目不開，上過右角，並蹻脈而行，左絡於右，故傷左角，右足不用，命曰維筋相交。治在燔針劫刺，以知為數，以痛為輸，名曰孟春痺。

足陽明之筋，起於中三指，結於跗上，斜外上加於輔骨，上結於膝外廉，直上結於髀樞，上循脅屬脊。其直者，上循骭，結於膝。其支者，結於外輔骨，合少陽。其直者，上循伏兔，上結於髀，聚於陰器，上腹而布，至缺盆而結，上頸上夾口，合於䪼，下結於鼻，上合於太陽。太陽為目上綱，陽明為目下綱。其支者，從頰結於耳前。其病足中指支脛轉筋，腳跳堅，伏兔轉筋，髀前腫，癲疝，腹筋乃急，引缺盆及頰，卒口僻，急者目不合，熱則筋弛縱不勝，目不開。頰筋有寒則急引頰移口，有熱則筋弛縱不勝收，故僻。治之於馬膏，膏其急者，以白酒和桂塗其緩者，以桑鉤鉤之，即以生桑灰置之坎中，高下與坐

等，以膏熨急頰，且飲美酒，啖炙肉，不飲酒者，自強也，為之三拊而已。治在燔針劫刺，以知為數，以痛為輸。名曰季春痺。

足太陰之筋，起於大指之端內側，上結於內踝。其直者，上絡於膝內輔骨。上循陰股，結於髀，聚於陰器，上腹結於臍，循腹裏，結於脅，散於胸中。其內者，著於脊。其病足大指支內踝痛，轉筋，膝內輔骨痛，陰股引髀而痛，陰器紐痛，上臍兩脅痛，膺中脊內痛。治在燔針劫刺，以知為數，以痛為輸，名曰孟秋痺。

足少陰之筋，起於小指之下，入足心，並足太陰而斜走內踝之下，結於踵，則與太陽之筋合，而上結於內輔之下。並太陰之經，而上循陰股，結於陰器，循脊內夾脊上至項，結於枕骨，與足太陽之筋合。其病足下轉筋，及所過而結者皆痛及轉筋。病在此者主癇瘛及痙，病在外者不能俯，在內者不能仰。故陽病者腰反折不能俯，陰病者不能仰。治在燔針劫刺，以知為數，以痛為輸，在內者熨引飲藥。此筋折紐，紐發數甚者死不治，名曰仲秋痺。

足厥陰之筋，起於大指之上，結於內踝之前，上循脛，上結內輔之下，上循陰股，結於陰器，絡諸經（一作筋）其病足大指支內踝之前痛，內輔痛，陰股痛，轉筋，陰器不用，傷於內則不起，傷於寒則陰縮入，傷於熱則縱挺不收。治在行水清陰器。其病轉筋者，治在燔針劫刺，以知為數，以痛為輸，名曰季秋痺。

手太陽之筋，起於小指之上，結於腕，上循臂內廉，結於肘內兌骨之後，彈之應小指之上，入結於腋下。

其支者，從腋走後廉，上繞臑外廉，上肩胛，循頸，出足太陽之筋前，結於耳後完骨。其支者，入耳中。直者，出耳上，下結於頷，上屬目外眥。其病小指及肘內兌骨後廉痛，循臂陰，入腋下，腋下痛，腋後廉痛，繞肩胛引頸而痛，應耳中鳴痛，引頷目瞑，良久乃能視，頸筋急則為筋瘻頸腫。寒熱在頸者，治在燔針劫刺，以知為數，以痛為輸，其為腫者復而兌之，名曰仲夏痺。（原本「復而兌之」下，有「本支者，上曲牙，循耳前，屬目外眥，上頷，結於角，其痛當所過者支轉筋，治在燔針劫刺，以知為數，以痛為輸」一段）。

手少陽之筋，起於小指次指之端，結於腕，上循臂，結於肘，上繞臑外廉，上肩走頸，合手太陽。其支者，上當曲頰入系於舌本。其支者，上曲耳，循耳前，屬目外眥，上乘頷，結於角。其病當所過者即支轉筋，舌捲。治在燔針劫刺，以知為數，以痛為輸，名曰季夏痺。

手陽明之筋，起於大指次指之端，結於腕，上循臂，上結於肘，上繞臑，結於髃。其支者，繞肩胛，夾脊。其直者，從肩髃上頸。其支者，上頰，結於頄。其直者上出手太陽之前，上左角，絡頭，下右頷。其病當所過者支轉筋痛，肩不舉，頸不可左右視。治在燔針劫刺，以知為數，以痛為輸，名曰孟夏痺。

手太陰之筋，起於大指之上，循指上行，結於魚際後，行寸口外側，上循臂，結肘中，上臑內廉，入腋下，上出缺盆，結肩前髃，上結缺盆，下結於胸裏，散貫賁，合脅下抵季肋。其病當所過者支轉筋痛，甚成息賁，脅急

吐血。治在燔針劫刺，以知為數，以痛為輸，名曰仲冬痺。

手心主之筋，起於中指，與太陰之經並行，結於肘內廉，上臂陰，結腋下，下散前後夾脅。其支者，入腋散胸中，結於臂。其病當所過者支轉筋痛手心主前及胸痛，息賁。治在燔針劫刺，以知為數，以痛為輸，名曰孟冬痺。

手少陰之筋，起於小指之內側，結於兌骨，上結肘內廉，上入腋，交太陰，夾乳裏，結於胸中，循臂下繫於臍。其病內急，心承伏梁，下為肘綱。其病當所過者支轉筋痛。治在燔針劫刺，以知為數，以痛為輸，其成伏梁吐膿血者，死不治。凡經筋之病，寒則反折筋急，熱則筋縱緩不收，陰痿不用，陽急則反折，陰急則俯不伸。焠刺者刺寒急也，熱則筋縱不收，無用燔針劫刺。名曰季冬痺。

足之陽明，手之太陽，筋急則口目為之僻，目眥急不能卒視，治此皆如右方也。

骨度腸度腸胃所受第七

黃帝問曰：脈度言經脈之長短，何以立之？伯高對曰：先度其骨節之大小廣狹長短，而脈度定矣。曰：人長七尺五寸者，其骨節之大小長短，知各幾何？曰：頭（一作頸）之大骨圍二尺六寸，胸圍四尺五寸，腰圍四尺二寸。髮所覆者，顱至項一尺二寸，髮以下至頤長一尺，君子參（又作三，又作終）折。結喉以下至缺盆中長四寸，至缺盆下至𩩲骭長九寸，過則肺大，不滿則肺小。𩩲骭以下至天樞長八寸，過則胃大，不及則胃小。天樞以下至橫

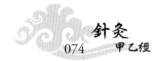
骨長六寸半，過則迴腸廣長，不滿則狹短。

橫骨長六寸半，橫骨上廉以下至內輔之上廉長一尺八寸，內輔之上廉以下至下廉長三寸半，內輔下廉至內踝長一尺三寸，內踝以下至地長三寸，膝膕以下至跗屬長一尺六寸，跗屬以下至地長三寸，故骨圍大則大過，小則不及。角以下至柱骨長一尺（一作寸），行腋中不見者長四寸，腋以下至季脅長一尺二寸，季脅以下至髀樞長六寸，髀樞以下至膝中長一尺九寸，膝以下至外踝長一尺六寸，外踝以下至京骨長三寸，京骨以下至地長一寸。耳後當完骨者廣九寸，耳前當耳門者廣一尺二寸。（一作三寸。）兩顴之間廣九寸半（《九墟》作七寸），兩乳之間廣九寸半，兩髀之間廣六寸半。足長一尺二寸，廣四寸半。

肩至肘長一尺七寸，肘至腕長一尺二寸半，腕至中指本節長四寸，本節至其末長四寸半。項髮以下至脊骨長三寸半（一作二寸），脊骨以下至尾骶二十一節長三尺，上節長一寸四分分之七奇分之一，奇分在下，故上七節下至膂骨，九寸八分分之七。

此眾人骨之度也。所以立經脈之長短也。是故視其經脈之在於身也，其見浮而堅，其見明而大者多血，細而沉者多氣，乃經之長短也。

問曰：願聞六腑傳穀者，腸胃之大小長短，受穀之多少奈何？

對曰：穀之所從出入淺深遠近長短之度，唇至齒長九分，口廣二寸半。齒以後至會厭，深三寸半，大容五合。舌重十兩，長七寸，廣二寸半。咽門重十兩，廣二寸

半，至胃長一尺六寸。胃紆曲屈，伸之長二尺六寸，大一尺五寸，徑五寸，大容三（一作二）斗五升。小腸後附脊，左環回周葉（一作疊，下同）積，其注於迴腸者，外附於臍上回運環及十六曲，大二寸半，徑八分分之少半，長三丈二尺（一作三尺）。迴腸當臍左環回周葉積而下，回運環反十六曲，大四寸，徑一寸寸之少半，長二丈一尺。廣腸胕（一作傅）脊以受迴腸，左環葉積（一作脊）上下辟，大八寸，徑二寸寸之大半，長二尺八寸。腸胃所入至所出，長六丈四寸四分，回曲環反三十二曲。

問曰：人不食七日而死者何也？

對曰：胃大一尺五寸，徑五寸，長二尺六寸，橫屈受水穀三斗五升。其中之穀常留者二斗，水一斗五升而滿。上焦泄氣，出其精微，慓悍滑疾。下焦下溉泄諸小腸。小腸大二寸半，徑八分分之少半，長三丈二尺，受穀二斗四升，水六升三合合之大半，迴腸大四寸，徑一寸寸之少半，長二丈一尺，受穀一斗，水七升半，廣腸大八寸，徑二寸寸之大半，長二尺八寸，受穀九升三合八分合之一。腸胃之長凡五丈八尺四寸，受水穀九斗二升一合合之大半，此腸胃所受水穀之數也。

平人則不然，胃滿則腸虛，腸滿則胃虛，更滿更虛，故氣得上下，五臟安定，血脈和利，精神乃居，故神者水穀之精氣也。故腸胃之中常留穀二斗四升，水一斗五升。故人一日再至後，後二升半，一日中五升。五七三斗五升，而留水穀盡矣。故平人不飲不食七日而死者，水穀精氣津液皆盡，故七日死矣。

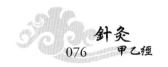
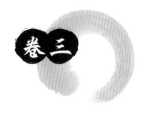

諸　穴

（總計六百五十四穴。單四十八穴，雙三百零八穴。）

頭直鼻中髮際旁行至頭維凡七穴第一

神庭　本神　頭維

頭直鼻中入髮際一寸循督脈卻行至風府凡八穴第二

囟會　前頂　百會　後頂　強間　腦戶　風府

頭直夾督脈各一寸五分卻行至玉枕凡十穴第三

五處　承光　通天　絡卻　玉枕

頭直目上入髮際五分卻行至腦空凡十穴第四

臨泣　目窗　正營　承靈　腦空

頭緣耳上卻行至完骨凡十二穴第五

天衝　率谷　曲鬢　浮白　竅陰　完骨

頭自髮際中央旁行凡五穴第六

瘖門　風池　天柱

背自第一椎循督脈行至脊骶凡十一穴第七

大椎　陶道　身柱　神道　至陽　筋縮　脊中　懸
樞　命門　腰俞　長強

背自第一椎兩旁夾脊各一寸五分下至節凡四十一穴
第八

　　大杼　風門　肺俞　心俞　膈俞　肝俞　膽俞　脾俞　胃俞　三焦俞　腎俞　大腸俞　小腸俞　膀胱俞　中膂俞　白環俞　上髎　次髎　中髎　下髎　會陽

　　背自第二椎兩旁夾脊各三寸行至二十一椎下兩旁夾脊凡二十六穴第九

　　附分　魄戶　譩譆　膈關　魂門　陽綱　意舍　胃倉　肓門　志室　胞肓　秩邊

　　面凡二十九穴第十

　　懸顱　頷厭　懸釐　陽白　攢竹　絲竹空　睛明　瞳子髎　承泣　四白　顴髎　素髎　巨髎　禾髎　水溝　兌端　齦交　地倉　承漿　頰車　大迎

　　耳前後凡二十穴第十一

　　上關　下關　耳門　禾髎　聽會　聽宮　角孫　瘈脈　顱息　翳風

　　頸凡十七穴第十二

　　廉泉　人迎　天窗　天牖　天容　水突　氣舍　扶突　天鼎

　　肩凡二十六穴第十三

　　肩井　肩貞　天髎　肩髃　肩髎　秉風　天宗　肩外俞　肩中俞　曲垣　缺盆　臑會

　　胸自天突循任脈下行至中庭凡七穴第十四

　　天突　璇璣　華蓋　紫宮　玉堂　膻中　中庭

　　胸自輸府夾任脈兩旁各二寸下行至步廊凡十二穴第十五

　　俞府　彧中　神藏　靈墟　神封　步廊

胸自氣戶夾輸府兩旁各二寸下行至乳根凡十二穴第
十六

氣戶　庫房　屋翳　膺窗　乳中　乳根

胸自雲門俠氣戶兩旁各二寸下行至食竇凡十二穴第
十七

雲門　中府　周榮　胸鄉　天谿　食竇

腋脅下凡八穴第十八

淵腋　大包　輒筋　天池

腹自鳩尾循任脈下行至會陰凡十五穴第十九

鳩尾　上脘　中脘　建里　下脘　臍中　水分　陰
交　氣海　石門　關元　中極　曲骨　會陰

腹自幽門夾巨闕兩旁各半寸循衝脈下行至橫骨凡二
十一穴第二十

幽門　通谷　陰都　石關　商曲　肓俞　中注　四
滿　氣穴　大赫　橫骨

腹自不容夾幽門兩旁各一寸五分至氣衝凡二十三穴
第二十一

不容　承滿　梁門　關門　太乙　滑肉門　天樞
外陵　大巨　水道　歸來　氣衝

腹自期門上直兩乳夾不容兩旁各一寸五分下行至衝
門凡十四穴第二十二

期門　日月　腹哀　大橫　腹結　府舍　衝門

腹自章門下行至居髎凡十二穴第二十三

章門　帶脈　五樞　京門　維道　居髎

手太陰及臂凡一十八穴第二十四

少商　魚際　太淵　經渠　列缺　孔最　尺澤　俠
白　天府

手厥陰心主及臂凡一十六穴第二十五

中衝　勞宮　大陵　內關　間使　郄門　曲澤　天
泉

手少陰及臂凡一十六穴第二十六

少衝　少府　神門　陰郄　通里　靈道　少海　極
泉

手陽明及臂凡二十八穴第二十七

二間　三間　合谷　陽谿　偏歷　溫溜　下廉　上
廉　三里　曲池　肘髎　五里　臂臑

手少陽及臂凡二十四穴第二十八

腋門　中渚　陽池　外關　支溝　三陽絡　四瀆
天井　清冷淵　消濼

手太陽凡一十六穴第二十九

前谷　後谿　腕骨　陽谷　養老　支正　小海

足太陰及股凡二十二穴第三十

隱白　大都　太白　公孫　商丘　三陰交　漏谷
地機　陰陵泉　血海　箕門

足厥陰及股凡二十二穴第三十一

大敦　行間　太衝　中封　蠡溝　中都　膝關　曲
泉　陰包　五里　陰廉

足少陰及股並陰蹻陰維凡二十六穴第三十二

湧泉　然谷　太谿　大鐘　照海　水泉　復溜　交
信　築賓　陰谷

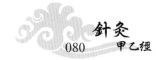

足陽明及股凡三十穴第三十三

厲兌　內庭　陷谷　衝陽　解谿　豐隆　巨虛下廉
條口　巨虛上廉　三里　犢鼻　梁丘　陰市　伏兔　髀關

足少陽及股並陽維四穴凡二十八穴第三十四

竅陰　俠谿　地五會　臨泣者　丘墟　懸鐘　光明
外丘　陽輔　陽交　陽陵泉　陽關　中瀆　環跳

足太陽及股並陽蹻六穴凡三十四穴第三十五

至陰　通谷　束骨　京骨　申脈　金門　僕參　跗
陽　飛揚　承山　承筋　合陽　委中　崑崙　委陽　浮郄
殷門　承扶

頭直鼻中髮際旁行至頭維凡七穴第一

黃帝問曰：氣穴三百六十五以應一歲，願聞孫絡溪
谷亦各有應乎？

岐伯對曰：孫絡溪谷，三百六十五穴會，以應一
歲，以灑（《素問》作溢）奇邪，以通榮衛。肉之大會為
谷，肉之小會為溪，肉分之間，溪谷之會，以行榮衛，以
舍（《素問》作會）大氣也。

神庭，在髮際直鼻，督脈、足太陽、陽明之會，禁
不可刺，令人癲疾，目失精，灸三壯。

曲差，一名鼻沖，夾神庭兩旁各一寸五分，在髮
際，足太陽脈氣所發，正頭取之，刺入三分，灸五壯。

本神，在曲差兩旁各一寸五分，在髮際（曰直耳上
入髮際四分）足少陽、陽維之會，刺入三分，灸三壯。

頭維，在額角髮際夾本神兩旁各一寸五分，足少陽、陽明之會，刺入五分，禁不可灸。

頭直鼻中入髮際一寸循督脈卻行至風府凡八穴第二

上星穴，在顱上直鼻中央，入髮際一寸陷者中，可容豆，督脈氣所發，刺入三分，留六呼，灸三壯。

囟會，在上星後一寸，骨間陷者中，督脈氣所發，刺入四分，灸五壯。

前頂，在囟會後一寸五分，骨間陷者中，督脈氣所發，刺入四分，灸五壯。

百會，一名三陽五會，在前頂後一寸五分，頂中央旋毛中，陷可容指，督脈、足太陽之會，刺入三分，灸三壯。

後頂，一名交衝，在百會後一寸五分，枕骨上，督脈氣所發，刺入四分，灸五壯。

強間，一名大羽，在後頂後一寸五分，督脈氣所發，刺入三分，灸五壯。

腦戶，一名匝風，一名會顱，在枕骨上強間後一寸五分，督脈、足太陽之會，此別腦之會，不可灸，令人瘖。（《素問》刺禁論云：刺頭中腦戶，入腦立死。王冰注云：灸五壯。又骨空論云：不可妄針。《銅人》經云：禁不可針，灸之令人啞。）

風府，一名舌本，在項上，入髮際一寸，大筋內宛宛中，疾言其肉立起，言休其肉立下，督脈、陽維之會，

禁不可灸，灸之令人瘖，刺入四分，留三呼。

頭直挾督脈各一寸五分卻行至玉枕凡十六第三

五處，在督脈旁，去上星一寸五分，足太陽脈氣所發，刺入三分，不可灸（《素問》水熱穴注云灸三壯）。

承光，在五處後二寸，足太陽脈氣所發，刺入三分，禁不可灸。

通天，一名天臼，在承光後一寸五分，足太陽脈氣所發，刺入三分，留七呼，灸三壯。

絡卻，一名強陽，一名腦蓋，在通天後一寸五分，足太陽脈氣所發，刺入三分，留五呼，灸三壯。

玉枕，在絡卻後七分，夾腦戶旁一寸三分，起肉枕骨，入髮際三寸，足太陽脈氣所發，刺入三分，留三呼，灸三壯。

頭直目上入髮際五分卻行至腦空凡十六第四

臨泣，當目上眥直入髮際五分陷者中，足太陽、少陽、陽維之會，刺入三分，留七呼，灸五壯。

目窗，一名至榮，在臨泣後一寸，足少陽、陽維之會，刺入三分，灸五壯。

正營，在目窗後一寸，足少陽、陽維之會，刺入三分，灸五壯。

承靈，在正營後一寸五分，足少陽、陽維之會，刺

入三分，灸五壯。

腦空，一名顳顬，在承靈後一寸五分，夾玉枕骨下陷者中，足少陽、陽維之會，刺入四分，灸五壯。

頭緣耳上卻行至完骨凡十二穴第五

天衝，在耳上如前三分，刺入三分，灸三壯。

率谷，在耳上，入髮際一寸五分，足太陽、少陽之會，嚼而取之，刺入四分，灸三壯。

曲鬢，在耳上，入髮際曲隅陷者中，鼓頷有空，足太陽、少陽之會，刺入三分，灸三壯。

浮白，在耳後，入髮際一寸，足太陽、少陽之會，刺入三分，灸二壯。

竅陰，在完骨上，枕骨下，搖動應手，足太陽、少陽之會，刺入四分，灸五壯。

完骨，在耳後，入髮際四分，足太陽、少陽之會，刺入二分，留七呼，灸七壯。

頭自髮際中央旁行凡五穴第六

瘖門，一名舌橫，一名舌厭，在項後髮際宛宛中，入系舌本，督脈、陽維之會，仰頭取之，刺入四分，不可灸，灸之令人瘖。

天柱，在夾項後髮際大筋外廉陷者中，足太陽脈氣所發，刺入二分，留六呼，灸三壯。

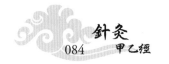

風池，在顳顬後髮際陷者中，足少陽、陽維之會，刺入三分，留三呼，灸三壯。

背自第一椎循督脈行至脊骶凡十一穴第七

（氣府論注云：第六椎下有靈台，十椎下有中樞，十六椎下有陽關）

大椎，在第一椎陷者中，三陽督脈之會，刺入五分，灸九壯。

陶道，在大椎節下間，督脈、足太陽之會，俯而取之，刺入五分，留五呼，灸五壯。

身柱，在第三椎節下間，督脈氣所發，俯而取之，刺入五分，留五呼，灸三壯。（氣府論注云：灸五壯。）

神道，在第五椎節下間，督脈氣所發，俯而取之，刺入五分，留五呼，灸三壯。

至陽，在第七椎節下間，督脈氣所發，俯而取之，刺入五分，灸三壯。

筋縮，在第九椎節下間，督脈氣所發，俯而取之，刺入五分，灸三壯。

脊中，在第十一椎節下間，督脈氣所發，俯而取之，刺入五分，不可灸，灸則令人痿。

懸樞，在第十三椎節下間，督脈氣所發，俯而取之，刺入三分，灸三壯。

命門，一名屬累，在十四椎節下間，督脈氣所發，俯而取之，刺入五分，灸三壯。

腰俞，一名背解，一名髓空，一名腰戶，在第二十一椎節下間，督脈氣所發，刺入三分，留七呼，灸五壯。

長強，一名氣之陰郄，督脈別絡，在脊骶端，少陰所結，刺入三分，留七呼，灸三壯。

背自第一椎兩旁夾脊各一寸五分下至節凡四十一穴第八

凡五臟之腧出於背者，按其處，應在中而痛解，乃其腧也。灸之則可，刺之則不可，盛則瀉之，虛則補之。以火補之者，無吹其火，須自滅也。以火瀉之者，疾吹其火，拊其艾，須其火滅也。

大杼，在項第一椎下，兩旁各一寸五分陷者中，足太陽、手太陽之會，刺入三分，留七呼，灸七壯。

風門，一名熱府，在第二椎下，兩旁各一寸五分，督脈、足太陽之會，刺入五分，留五呼，灸三壯。

肺俞，在第三椎下兩旁各一寸五分，刺入三分，留七呼，灸三壯。

心俞，在第五椎下，兩旁各一寸五分，針入三分，留七呼，禁灸。

膈俞，在第七椎下，兩旁各一寸五分，針入三分，留七呼，灸三壯。

肝俞，在第九椎下，兩旁各一寸五分，針入三分，留六呼，灸三壯。

膽俞，在第十椎下，兩旁各一寸五分，足太陽脈所

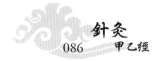

發，正坐取之，刺入五分，灸三壯。

脾俞，在第十一椎下，兩旁各一寸五分，刺入三分，留七呼，灸三壯。

胃俞，在第十二椎下，兩旁各一寸五分，刺入三分，留七呼，灸三壯。

三焦俞，在第十三椎下，兩旁各一寸五分，足太陽脈氣所發，刺入五分，灸三壯。

腎俞，在第十四椎下，兩旁各一寸五分，刺入三分，留七呼，灸三壯。

大腸俞，在第十六椎下，兩旁各一寸五分，刺入三分，留六呼，灸三壯。

小腸俞，在第十八椎下兩旁各一寸五分，刺入三分，留六呼，灸三壯。

膀胱俞，在第十九椎下，兩旁各一寸五分，刺入三分，留六呼，灸三壯。

中膂俞，在第二十椎下，兩旁各一寸五分，夾脊胂而起，刺入三分，留六呼，灸三壯。

白環俞，在第二十一椎下，兩旁各一寸五分，足太陽脈氣所發，伏而取之，刺入八分，得氣則瀉，瀉訖多補之，不宜灸。

上髎，在第一空腰髁下一寸，夾脊陷者中，足太陽、少陽之絡，刺入三分，留七呼，灸三壯。

次髎，在第二空，夾脊陷者中，刺入三分，留七呼，灸三壯。

中髎，在第三空，夾脊陷者中，刺入二寸，留十

呼，灸三壯。

下髎，在第四空，夾脊陷者中，刺入二寸，留十呼，灸三壯。（《素問》繆刺論云：足太陽、厥陰、少陽所結。）

會陽，一名利機，在陰毛骨兩旁，督脈氣所發，刺入八分，灸五壯。

背自第二椎兩旁夾脊各三寸
行至二十一椎下兩旁夾脊凡二十六穴第九

附分，在第二椎下，附項內廉，兩旁各三寸，手足太陽之會。刺入八分，灸五壯。

魄戶，在第三椎下，兩旁各三寸，足太陽脈氣所發，刺入三分，灸五壯。

神堂，在第五椎下，兩旁各三寸陷者中，足太陽脈氣所發，刺入三分，灸五壯。

譩譆，在肩髆內廉，俠第六椎下，兩旁各三寸，以手按之痛，病者言譩譆，是穴，足太陽脈氣所發，刺入六分，灸五壯。（骨空注云：令病人呼譩譆之言，則指下動矣。灸三壯。）

膈關，在第七椎下，兩旁各三寸陷者中，足太陽脈氣所發，正坐開肩取之，刺入五分，灸三壯。

魂門，在第九椎下，兩旁各三寸陷者中，足太陽脈氣所發，正坐取之，刺入五分，灸五壯。

陽綱，在第十椎下，兩旁各三寸陷者中，足太陽脈

氣所發，正坐取之，刺入五分，灸三壯。

意舍，在第十一椎下，兩旁各三寸陷者中，足太陽脈氣所發，刺入五分，灸三壯。

胃倉，在第十二椎下，兩旁各三寸陷者中，足太陽脈氣所發，刺入五分，灸三壯。

肓門，在第十三椎下，兩旁各三寸，足太陽脈氣所發，刺入五分，灸三壯。（經云：與鳩尾相值）。

志室，在第十四椎下，兩旁各三寸陷者中，足太陽脈氣所發，正坐取之，刺入五分，灸三壯。（氣府注云：灸五壯）。

胞肓，在第十九椎下，兩旁各三寸陷者中，足太陽脈氣所發，伏而取之，刺入五分，灸三壯。（氣府注云：灸五壯）。

秩邊，在第二十一椎下，兩旁各三寸陷者中，足太陽脈氣所發，俯而取之，刺入五分，灸三壯。

面凡二十九穴第十

懸顱，在曲周顳顬中，足少陽脈氣所發，刺入三分，留七呼，灸三壯。（氣府注云：曲周上，顳顬中）。

頷厭，在曲周顳顬上廉，手少陽、足陽明之會，刺入七分，留七呼，灸三壯。（氣府注云：在曲周顳顬之上，刺深令人耳無聞。）

懸釐，在曲周顳顬下廉，手足少陽、陽明之會，刺入三分，留七呼，灸三壯。（氣府注云：在曲周顳顬之

上，刺深令人耳無聞。）

陽白，在眉上一寸直瞳子，足少陽、陽維之會，刺入三分，灸三壯。（氣府注云：足陽明、陰維二脈之會。今詳陽明之經不到於此，又陰維不與陽明會，疑《素問》注非是。）

攢竹，一名員柱，一名始光，一名夜光，又名明光，在眉頭陷者中，足太陽脈氣所發，刺入三分，留六呼，灸三壯。

絲竹空，一名巨窌，在眉後陷者中，足少陽脈氣所發，刺入三分，留三呼，不宜灸，灸之不幸令人目小及盲。（氣府論云手少陽，又云留六呼。）

睛明，一名淚孔，在目內眥外，手足太陽、足陽明之會，刺入六分，留六呼，灸三壯。（氣府論注云：手足太陽、足陽明、陰陽蹻五脈之會。）

瞳子髎，在目外去眥五分，手太陽、手足少陽之會，刺入三分，灸三壯。

承泣，一名鼷穴，一名面髎，在目下七分，直目瞳子，陽蹻、任脈、足陽明之會，刺入三分，不可灸。

四白，在目下一寸，向順骨（即顴骨）顴空，足陽明脈氣所發，刺入三分，灸七壯。（氣府論注云：刺入四分，不可灸。）

顴髎，一名兌骨，在面顴骨下廉陷者中，手少陽、太陽之會，刺入三分。

素髎，一名面王，在鼻柱上端，督脈氣所發，刺入三分，禁灸。

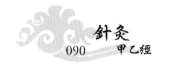

迎香，一名衝陽，在禾髎上鼻下孔旁，手、足陽明之會，刺入三分。

巨髎，在夾鼻孔旁八分，直瞳子，蹻脈、足陽明之會，刺入三分。

禾髎，在直鼻孔下，俠谿水溝旁五分，手陽明脈氣所發，刺入三分。

水溝，在鼻柱下人中，督脈、手足陽明之會，直唇取之，刺入三分，留七呼，灸三壯。

兌端，在唇上端，手陽明脈氣所發。刺入三分，留六呼，灸三壯。

齦交，在唇內齒上斷縫中，刺入三分，灸三壯。（氣府論注云：任、督脈二經之會。）

地倉，一名會維，夾口旁四分，如近下是，蹻脈、手足陽明之會，刺入三分。

承漿，一名天池，在頤前唇之下，足陽明任脈之會，開口取之，刺入三分，留六呼，灸三壯。（氣府論注云作五呼。）

頰車，在耳下曲頰端陷者中，開口有孔，足陽明脈氣所發，刺入三分，灸三壯。

大迎，一名髓孔，在曲頷前一寸三分骨陷者中，動脈，足陽明脈氣所發，刺入三分，留七呼，灸三壯。

耳前後凡二十六第十一

上關，一名客主人，在耳前上廉起骨端，開口有

孔，手少陽、足陽明之會，刺入三分，留七呼，灸三壯，刺太深令人耳無聞。

下關，在客主人下，耳前動脈下空下廉，合口有孔，張口即閉，足陽明、少陽之會，刺入三分，留七呼，灸三壯，耳中有乾擿抵，不可灸。

耳門，在耳前起肉當耳缺者，刺入三分，留三呼，灸三壯。

禾髎，在耳前兌發下橫動脈，手足少陽、手太陽之會，刺入三分，灸三壯。

聽會，在耳前陷者中，張口得之，動脈應手，手少陽脈氣所發，刺入四分，灸三壯。

聽宮，在耳中珠子大，明如赤小豆，手足少陽、手太陽之會，刺入三分，灸三壯。

角孫，在耳廓中間上，開口有孔，手足少陽、手太陽之會，刺入三分，灸三壯。

瘈脈，一名資脈，在耳本後雞足青絡脈，刺出血如豆汁，刺入一分，灸三壯。

顱息，在耳後間青絡脈，足少陽脈氣所發，刺入一分，出血多則殺人，灸三壯。

翳風，在耳後陷者中，按之引耳中，手、足少陽之會，刺入四分，灸三壯。

頸凡十七穴第十二

廉泉，一名本池，在頷下，結喉上，舌本下，陰

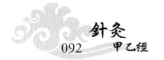

維、任脈之會，刺入二分，留三呼，灸三壯。

人迎，一名天五會，在頸大脈動應手，夾結喉，以候五臟氣，足陽明脈氣所發，禁不可灸，刺入四分，過深不幸殺人。

天窗，一名窗籠，在曲頰下，扶突後，動脈應手陷者中，手太陽脈氣所發，刺入六分，灸三壯。

天牖，在頸筋間，缺盆上，天容後，天柱前，完骨下，髮際上，手少陽脈氣所發，刺入一分，灸三壯。

天容，在耳「下」曲頰後，手少陽脈氣所發，刺入一寸，灸三壯。

水突，一名水門，在頸大筋前，直人迎下，氣舍上，足陽明脈氣所發，刺入一寸，灸三壯。

氣舍，在頸，直人迎下，夾天突陷者中，足陽明脈氣所發，刺入三分，灸五壯。

扶突，在人迎後一寸五分，手陽明脈氣所發，刺入三分，灸三壯。

天鼎，在缺盆上，直扶突，氣舍後一寸五分，陰陽明脈氣所發，刺入四分，灸三壯。

肩凡二十六穴第十三

肩井，在肩上陷者中，缺盆上大骨前，手足少陽、陽維之會，刺入五分，灸三壯。

肩貞，在肩曲胛下，兩骨解間，肩髃後陷者中，手太陽脈氣所發，刺入八分，灸三壯。

巨骨，在肩端上行兩叉骨間陷者中，手陽明、陽蹻脈之會，刺入一寸五分，灸五壯。

天髎，在肩缺盆中毖骨之間陷者中，手足少陽、陽維之會，刺入八分，灸三壯。

肩髃，在肩端兩骨間，手陽明、陽蹻脈之會，刺入六分，留六呼，灸三壯。

肩髎，在肩端臑上，斜舉臂取之，刺入七分，灸三壯。

臑俞，在肩臑後大骨下，胛上廉陷者中，手足太陽、陽維、蹻脈之會，舉臂取之，刺入八分，灸三壯。

秉風，夾天髎在外肩上小髃骨後，舉臂有空，手陽明太陽、手足少陽之會，舉臂取之，刺入五分，灸五壯。

天宗，在秉風後大骨下陷者中，手太陽脈氣所發，刺入五分，留六呼，灸三壯。

肩外俞，在肩胛上廉，去脊三寸陷者中，刺入六分，灸三壯。

肩中俞，在肩胛內廉，去脊二寸陷者中，刺入三分，留七呼，灸三壯。

曲垣，在肩中央曲胛陷者中，按之痛應手，刺入八九份，灸十壯。

缺盆，一名天蓋，在肩上橫骨陷者中，刺入三分，留七呼，灸三壯，刺太深，令人逆息。

臑會，一名臑髎，在臂前廉，去肩頭三寸，手陽明之絡，刺入五分，灸五壯。

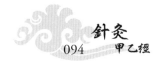

胸自天突循任脈下行至中庭凡七穴第十四

天突，一名五戶，在頸結喉下二寸

璇璣，在天突下一寸中央陷者中，任脈氣所發，仰頭取之，刺入三分，灸五壯。

華蓋，在璇璣下一寸陷者中，任脈氣所發，仰頭取之，刺入三分，灸五壯。

紫宮，在華蓋下一寸六分陷者中，任脈氣所發，仰頭取之，刺入三分，灸五壯。

玉堂，一名玉英，在紫宮下一寸六分陷者中，任脈氣所發，仰頭取之，刺入三分，灸五壯。

膻中，一名元兒，在玉堂下一寸六分，陷者中，任脈氣所發，仰而取之，刺入三分，灸五壯。

中庭，在膻中下一寸六分陷者中，任脈氣所發，仰而取之，刺入三分，灸五壯。

胸自俞府夾任脈兩旁各二寸下行至步廊凡十二穴第十五

俞府，在巨骨下，去璇璣旁各二寸陷者中，足少陰脈氣所發，仰而取之，刺入四分，灸五壯。

彧中，在俞府下一寸六分陷者中，足少陰脈氣所發，仰而取之，刺入四分，灸五壯。

神藏，在彧中下一寸六分陷者中，足少陰脈氣所發，仰而取之，刺入四分，灸五壯。

　　靈墟，在神藏下一寸六分陷者中，足少陰脈氣所發，仰而取之，刺入四分，灸五壯。

　　神封，在靈墟下一寸六分陷者中，足少陰脈氣所發，仰而取之，刺入四分，灸五壯。

　　步廊，在神封下一寸六分陷者中，足少陰脈氣所發，仰而取之，刺入四分，灸五壯。

胸自氣戶夾俞府兩旁各二寸下行至乳根凡十二穴第十六

　　氣戶，在巨骨下，俞府兩旁各二寸陷者中，足陽明脈氣所發，仰而取之，刺入四分，灸五壯。

　　庫房，在氣戶下一寸六分陷者中，足陽明脈氣所發，仰而取之，刺入四分，灸五壯。

　　屋翳，在庫房下一寸六分，刺入四分，灸五壯。

　　膺窗，在屋翳下一寸六分，刺入四分，灸五壯。

　　乳中，禁不可刺灸，灸刺之，不幸生蝕瘡，瘡中有膿血清汁者可治，瘡中有息肉若蝕瘡者死。

　　乳根，在乳中下一寸六分陷者中，足陽明脈氣所發，仰而取之，刺入四分，灸五壯。

胸自雲門夾氣戶兩旁各二寸下行至食竇凡十二穴第十七

　　雲門，在巨骨下，氣戶兩旁各二寸陷者中，動脈應

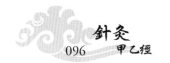

手，手太陰脈氣所發，舉臂取之，刺入七分，灸五壯，刺太深令人逆息。

中府，肺之募也，一名膺中俞，在雲門下一寸，乳上三肋間陷者中，動脈應手，仰而取之，手足太陰之會，刺入三分，留五呼，灸五壯。

周榮，在中府下一寸六分陷者中，足太陰脈氣所發，仰而取之，刺入四分，灸五壯。

胸鄉，在周榮下一寸六分陷者中，足太陰脈氣所發，仰而取之，刺入四分，灸五壯。

天谿，在胸鄉下一寸六分陷者中，足太陰脈氣所發，仰而取之，刺入四分，灸五壯。

食竇，在天谿下一寸六分陷者中，足太陰脈氣所發，仰而取之，刺入四分，灸五壯。

腋脅下凡八穴第十八

淵腋，在腋下三寸宛宛中，舉臂取之，刺入三分·不可灸，灸之不幸，生腫蝕馬刀傷，內潰者死，寒熱生馬瘍可治。

大包，在淵腋下三寸，脾之大絡，布胸脅中，出九肋間，及季脅端，別絡諸陰者，刺入三分，灸三壯。

輒筋，在腋下三寸，復前行一寸，著脅，足少陽脈氣所發，刺入六分，灸三壯。

天池，一名天會，在乳後一寸，腋下三寸，著脅直掖撅肋間，手厥陰足少陽脈之會，刺入七分，灸三壯。

腹自鳩尾循任脈下行至會陰凡十五穴第十九

鳩尾，一名尾翳，一名𩩲骬，在臆前，蔽骨下五分，任脈之別，不可灸刺。

巨闕，心募也，在鳩尾下一寸，任脈氣所發，刺入六分，留七呼，灸五壯。

上脘，在巨闕下一寸五分，去蔽骨三寸，任脈、足陽明、手太陽之會，刺入八寸，灸五壯。

中脘，一名太倉，胃募也，在上脘下一寸，居心蔽骨與臍之中，手太陽少陽、足陽明所生，任脈之會，刺入二分，灸七壯。

建里，在中脘下一寸，刺入五分，留十呼，灸五壯。

下脘，在建里下一寸，足太陰、任脈之會，刺入一寸，灸五壯。

臍中，禁不可刺，刺之令人惡瘍，遺矢死不治。

水分，在下脘下一寸，臍上一寸，任脈氣所發，刺入一寸，灸五壯。

陰交，一名少關，一名橫戶，在臍下一寸，任脈、氣衝之會，刺入八分，灸五壯。

氣海，一名脖胦，一名下肓，在臍下一寸五分，任脈氣所發，刺入一寸三分，灸五壯。

石門，三焦募也，一名利機，一名精露，一名丹田，一名命門，在臍下二寸，任脈氣所發，刺入五分，留十呼，灸三壯，女子禁不可刺，灸中央，不幸使人絕子。

關元，小腸募也，一名次門，在臍下三寸，足三

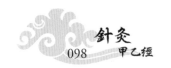

陰、任脈之會，刺入二寸留七呼，灸七壯。

中極，膀胱募也，一名氣原，一名玉泉，在臍下四寸，足三陰、任脈之會，刺入二寸，留七呼，灸三壯。

曲骨，在橫骨上、中極下一寸，毛際陷者中，動脈應手，任脈、足厥陰之會，刺入一寸五分，留七呼，灸三壯。

會陰，一名屏翳，在大便前、小便後，兩陰之間，任脈別絡，夾督脈衝脈之會，刺入二寸，留三呼，灸三壯。

腹自幽門夾巨闕兩旁各半寸循衝脈下行至橫骨凡二十一穴第二十

幽門，一名上門，在巨闕兩旁各五分陷者中，衝脈、足少陰之會，刺入五分，灸五壯。

通谷，在幽門下一寸陷者中，衝脈、足少陰之會，刺入五分，灸五壯。

陰都，一名食宮，在通谷下一寸，衝脈、足少陰之會，刺入一寸，灸五壯。

石關，在陰都下一寸，衝脈、足少陰之會，刺入一寸，灸五壯。

商曲，在石關下一寸，衝脈、足少陰之會，刺入一寸，灸五壯。

肓俞，在商曲下一寸，直臍旁五分，衝脈、足少陰之會，刺入一寸，灸五壯。

中注，在肓俞下五分，衝脈、足少陰之會，刺入一寸，灸五壯。

四滿，一名髓府，在中注下一寸，衝脈、足少陰之會，刺入一寸，灸五壯。

氣穴，一名胞門，一名子戶，在四滿下一寸，衝脈、足少陰之會，刺入一寸，灸五壯。

大赫，一名陰維，一名陰關，在氣穴下一寸，衝脈、足少陰之會，刺入一寸，灸五壯。

橫骨，一名下極，在大赫下一寸，衝脈、足少陰之會，刺入一寸，灸五壯。

腹自不容夾幽門兩旁各一寸五分至氣街凡二十三穴第二十一

不容，在幽門旁各一寸五分，去任脈三寸，至兩肋端相去四寸，足陽明脈氣所發，刺入五分，灸五壯。

承滿，在不容下一寸，足陽明脈氣所發，刺入八分，灸五壯。

梁門，在承滿下一寸，足陽明脈氣所發，刺入八分，灸五壯。

關門，在梁門下，太乙上，足陽明脈中間穴外延，足陽明脈氣所發，刺入八分，灸五壯。

太乙，在關門下一寸，足陽明脈氣所發，刺入八分，灸五壯。滑肉門，在太乙下一寸，足陽明脈氣所發，刺入八分，灸五壯。

天樞，大腸募也，一名長谿，一名谷門，去肓俞一寸五分，夾臍兩旁各二寸陷者中，足陽明脈氣所發，刺入五分，留七呼，灸五壯。

外陵，在天樞下，大巨上，足陽明脈氣所發，刺入八分，灸五壯。

大巨，一名腋門，在長谿下二寸，足陽明脈氣所發，刺入八分，灸五壯。

水道，在大巨下三寸，足陽明脈氣所發，刺入二寸五分，灸五壯。

歸來，一名谿穴，在水道下二寸，刺入八分，灸五壯。

氣衝，在歸來下，鼠鼷上一寸，動脈應手，足陽明脈氣所發，刺入三分，留七呼，灸三壯，灸之不幸，使人不得息。

腹自期門上直兩乳夾不容兩旁各一寸五分下行至衝門凡十四穴第二十二

期門，肝募也，在第二肋端，不容旁各一寸五分，上直兩乳，足太陰、厥陰、陰維之會，舉臂取之，刺入四分，灸五壯。

日月，膽募也，在期門下一寸五分，足太陰、少陽之會，刺入七分，灸五壯。

腹哀，在日月下一寸五分，足太陰、陰維之會，刺入七分，灸五壯。

大橫，在腹哀下三寸，直臍旁，足太陰、陰維之會，刺入七分，灸五壯。

腹屈，一名腹結，在大橫下一寸三分，刺入七分，灸五壯。

府舍，在腹結下三寸，足太陰、陰維、厥陰之會，此脈上下入腹絡胸，結心肺，從脅上至肩，比太陰郄，三陰陽明支別，刺入七分，灸五壯。

衝門，一名慈宮，上去大橫五寸，在府舍下，橫骨兩端約紋中動脈，足太陰、厥陰之會，刺入七分，灸五壯。

腹自章門下行至居窌凡十二穴第二十三

章門，脾募也，一名長平，一名脅髎，在大橫外，直臍季脅端，足厥陰、少陽之會，側臥屈上足，伸下足，舉臂取之，刺入八分，留六呼，灸三壯。

帶脈，在季脅下一寸八分，刺入六分，灸五壯。

五樞，在帶脈下三寸，一曰：在水道旁一寸五分，刺入一寸，灸五壯

京門，腎募也，一名氣府，一名氣俞，在監骨下腰中夾脊季肋下一寸八分，刺入三分，留七呼，灸三壯。

維道，一名外樞，在章門下五寸三分，足少陽、帶脈之會，刺入八分，灸三壯。

居髎，在章門下八寸三分，監骨上陷者中，陽蹻、足少陽之會，刺入八分，灸三壯。

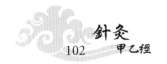

手太陰及臂凡一十八穴第二十四

黃帝問曰：願聞五臟六腑所出之處？岐伯對曰：五臟五俞，五五二十五俞；六腑六俞，六六三十六俞。經脈十二，絡脈十五，凡二十七氣，上下行，所出為井，所溜為滎，所注為俞，所過為原，所行為經，所入為合。別而言之，則所注為俞；摠而言之，則手太陰井也，滎也，原也，經也，合也，皆為之俞。非此六者，謂之間。

凡穴：手太陰之脈出於大指之端，內側循白肉際。至本節後太淵溜以澹，外屈本指以下，內屈與諸陰絡會於魚際，數脈並注，其氣滑利，伏行壅骨之下，外屈於寸口而行，上至於肘內廉，入於大筋之下，內屈上行臑陰，入腋下，內屈走肺，此順行逆數之屈折也。

肺出少商。少商者，木也。在手大指端內側，去爪甲如韭葉，手太陰脈之所出也，為井。刺入一分，留一呼，灸一壯。

魚際者，火也。在手大指本節後內側散脈中，手太陰脈之所溜也，為滎。刺入二分，留三呼，灸三壯。

太淵者，土也。在掌後陷者中，手太陰脈之所注也，為俞。刺入二分，留二呼，灸三壯。

經渠者，金也。在寸口陷者中，手太陰之所行也，為經。刺入三寸，留三呼，不可灸，灸之傷人神明。

列缺，手太陰之絡，去腕上一寸五分，別走陽明者，刺入三分，留三呼，灸五壯。

孔最，手太陰之郄，去腕七寸，專（此處缺文）金

二七水之父母，刺入三分，留三呼，灸五壯。

尺澤者，水也。在肘中約上動脈，手太陰之所入也，為合。刺入三分，灸五壯。

俠白，在天府下，去肘五寸動脈中，手太陰之別，刺入四分，留三呼，灸五壯。

天府，在腋下三寸，臂臑內廉動脈中，手太陰脈氣所發，禁不可灸，灸之令人逆氣，刺入四分，留三呼。

手厥陰心主及臂凡一十六穴第二十五

手心主之脈，出於中指之端，內屈中指內廉，以上留於掌中，伏行兩骨之間，外屈兩筋之間，骨肉之際，其氣滑利，上二寸，外屈行兩筋之間，上至肘內廉，入於小筋之下，兩骨之會，上入於胸中，內絡心胞。

心主出中衝。**中衝者**，木也。在手中指之端，去爪甲如韭葉陷者中，手心主脈之所出也，為井。刺入一分，留三呼，灸一壯。

勞宮者，火也。一名五里，在掌中央動脈中，手心主脈之所溜也，為滎。刺入三分，留六呼，灸三壯。

大陵者，土也。在掌後兩筋間陷者中，手心主脈之所注也，為俞。刺入六分，留七呼，灸三壯。

內關，手心主絡，在掌後去腕二寸，別走少陽，刺入二分，灸五壯。

間使者，金也。在掌後三寸，兩筋間陷者中，手心主脈之所行也，為經。刺入六分，留七呼，灸三壯。

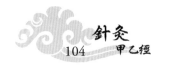

郄門，手心主郄，去腕五寸，刺入三分，灸三壯。

曲澤者，水也，在肘內廉下陷者中，屈肘得之，手心主脈之所入也，為合，留七呼，灸三壯。

天泉，一名天溫，在曲腋下去臂二寸，舉臂取之，刺入六分，灸三壯。

手少陰及臂凡一十六穴第二十六

黃帝問曰：手少陰之脈獨無俞，何也？

岐伯對曰：少陰者，心脈也。心者，五臟六腑之大主也，為帝王，精神之舍也。其臟堅固，邪弗能客也。客之則心傷，心傷則神去，神去則死矣。故諸邪之在於心者，皆在心之包絡。包絡者，心主之脈也。故獨無俞焉。

曰：少陰脈獨無俞者，心不病乎？曰：其外經脈病而臟不病，故獨取其經於掌後兌骨之端。其餘脈出入曲折，皆如手少陰心主之脈行也。故本俞者，皆因其氣之虛實疾徐以取之，是謂因衝而瀉，因衰而補。如是者，邪氣得去，真氣堅固，是謂因天之敘。

心出少衝。**少衝者**，木也。一名經始，在手小指內廉之端，去爪甲如韭葉，手少陰脈之所出也，為井。刺入一分，留一呼，灸一壯。少陰八穴，其七有治，一無治者，邪弗能客也，故曰無俞焉。

少府者，火也。在小指本節後陷者中，直勞宮，手少陰脈之所溜也，為滎。刺入三分。

神門者，土也。一名兌衝，一名中都，在掌後兌骨

之端陷者中，手少陰脈之所注也，為俞。刺入三分，留七呼，灸三壯。

手少陰郄，在掌後脈中，去腕五分，刺入三分，灸三壯。

通里，手少陰絡，在腕後一寸，別走太陽，刺入三分，灸三壯。

靈道者，金也。在掌後一寸五分，或曰一寸，手少陰脈之所行也，為經。刺入三分，灸三壯。

少海者，水也。一名曲節，在肘內廉節後陷者中，動脈應手，手少陰脈之所入也，為合。刺入五分，灸三壯。

極泉，在腋下筋間，動脈入胸中，手少陰脈氣所發，刺入三分，灸五壯。

手陽明及臂凡二十八穴第二十七

大腸合手陽明，出於商陽。

商陽者，金也。一名絕陽，在手大指次指內側，去爪甲如韭葉，手陽明脈之所出也，為井。刺入一分，留一呼，灸三壯。

二間者，水也。一名間谷，在手大指次指本節前內側陷者中，手陽明脈之所溜也，為滎。刺入三分，留六呼，灸三壯。

三間者，木也。一名少谷，在手大指次指本節後內側陷者中，手陽明脈之所注也，為俞。刺入三分，留三

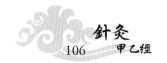

呼，灸三壯。

合谷，一名虎口，在手大指次指間，手陽明脈之所過也，為原。刺入三分，留六呼，灸三壯。

陽谿者，火也。一名中魁，在腕中上側兩筋間陷者中，手陽明脈之所行也，為經。刺入三分，留七呼，灸三壯。

偏歷，手陽明絡，在腕後三寸，別走太陰者，刺入三分，留七呼，灸三壯。

溫溜，一名逆注，一名蛇頭，手陽明郄，在腕後少士五寸，大士六寸，刺入三分，灸三壯。（大士、少士，謂大人、小兒也。）

下廉，在輔骨下，去上廉一寸，恐輔齊兌肉其分外邪，刺入五分，留五呼，灸三壯。

上廉，在三里下一寸，其分抵陽明之會外邪，刺入五分，灸五壯。

手三里，在曲池下二寸，按之肉起兌肉之端，刺入三分，灸三壯。

曲池者，土也。在肘外輔骨肘骨之中，手陽明脈之所「入」也，為合。以手按胸取之，刺入五分，留七呼，灸三壯。

肘髎，在肘大骨外廉陷者中，刺入四分，灸三壯。

五里，在肘上三寸，行向裏大脈中央，禁不可刺，灸三壯。

臂臑，在肘上七分，䐃肉端，手陽明絡之會，刺入三分，灸三壯。

手少陽及臂凡二十四穴第二十八

三焦上合手少陽，出於關衝。**關衝者**，金也。在手小指次指之端，去爪甲角如韭葉，手少陽脈之所出也，為井。刺入一分，留三呼，灸三壯。

腋門者，水也。在小指次指間陷者中，手少陽脈之所溜也，為滎。刺入三分，灸三壯。

中渚者，木也。在手小指次指本節後陷者中，手少陽脈之所注也，為俞。刺入二分，留三呼，灸三壯。

陽池，一名別陽，在手表腕上陷者中，手少陽脈之所過也，為原。刺入二分，留三呼，灸五壯。

外關，手少陽絡，在腕後二寸陷者中，別走心者，刺入三分，留七呼，灸三壯。

支溝者，火也。在腕後三寸，兩骨之間陷者中，手少陽脈之所行也，為經。刺入二分，留七呼，灸三壯。

三陽絡，在臂上大交脈，支溝上一寸，不可刺，灸五壯。

四瀆，在肘前五寸外廉陷者中，刺入六分，留七呼，灸三壯。

天井者，土也。在肘外大骨之後，兩筋間陷者中，屈肘得之，手少陽脈之所入也，為合。刺入一分，留七呼，灸三壯。

清泠淵，在肘上一寸，伸肘舉臂取之，刺入三分，灸三壯。

消濼，在肩下臂外開腋斜肘分下胎（一本無胎字），

刺入六分，灸三壯。

　　會宗二穴，手少陽郄，在腕後三寸空中，刺入三分，灸三壯。

手太陽凡一十六穴第二十九

　　小腸上合手太陽，出於少澤。**少澤者**，金也。一名小吉，在手小指之端，去爪甲一分陷者中，手太陽脈之所出也，為井。刺入一分，留二呼，灸一壯。

　　前谷者，水也。在手小指外側，本節前陷者中，手太陽脈之所溜也，為滎。刺入一分，留三呼，灸三壯。

　　後谿者，木也。在手小指外側，本節後陷者中，手太陽脈之所注也，為俞。刺入二分，留二呼，灸一壯。

　　腕骨，在手外側腕前，起骨下陷者中，手太陽脈之所過也，為原。刺入二分，留三呼，灸三壯。

　　陽谷者，火也。在手外側腕中，兌骨下陷者中，手太陽脈之所行也，為經。刺入二分，留二呼，灸三壯。

　　養老，手太陽郄，在手踝骨上一空，腕後一寸陷者中，刺入三分，灸三壯。

　　支正，手太陽絡，在肘後（一本作腕後）五寸，別走少陰者，刺入三分，留七呼，灸三壯。

　　小海者，土也。在肘內大骨外，去肘端五分陷者中，屈肘乃得之，手太陽脈之所「入」也，為合。刺入二分，留七呼，灸七壯。

足太陰及股凡二十二穴第三十

脾出隱白。**隱白者**，木也。在足大指端內側，去爪甲如韭葉，足太陰脈之所出也。為井。刺入一分，留三呼，灸三壯。

大都者，火也。在足大指本節後陷者中，足太陰脈之所溜也，為滎。刺入三分，留七呼，灸一壯。

太白者，土也。在足內側核骨下陷者中，足太陰脈之所注也。為俞。刺入三分，留七呼，灸三壯。

公孫，在足大指本節後一寸，別走陽明，太陰絡也，刺入四分，留二十呼，灸三壯。

商丘者，金也。在足內踝下微前陷者中，足太陰脈之所行也，為經。刺入三分，留七呼，灸三壯。

三陰交，在內踝上三寸，骨下陷者中，足太陰、厥陰、少陰之會，刺入三分，留七呼，灸三壯。

漏谷，在內踝上六寸骨下陷者中，足太陰絡，刺入三分，留七呼，灸三壯。

地機，一名脾舍，足太陰郄，別走上一寸空，在膝下五寸，刺入三分，灸三壯。

陰陵泉者，水也。在膝下內側輔骨下陷者中，伸足乃得之，足太陰脈之所入也，為合。刺入五分，留七呼，灸三壯。

血海，在膝臏上內廉赤白肉際二寸半，足太陰脈氣所發，刺入五分，灸五壯。

箕門，在魚腹上越兩筋間，動脈應手，太陰市內，

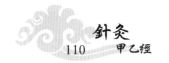

足太陰脈氣所發，刺入三分，留六呼，灸三壯。

足厥陰及股凡二十二穴第三十一

肝出大敦，**大敦者**，木也。在足大指端，去爪甲如
韭葉及三毛中，足厥陰脈之所出也，為井。刺入三分，留
十呼，灸三壯。

行間者，火也。在足大指間動脈，陷者中，足厥陰
之所溜也，為滎。刺入六分，留十呼，灸三壯。

太衝者，土也。在足大指本節後二寸，或曰一寸五
分陷者中，足厥陰脈之所注也，為俞。刺入三分，留十
呼，灸三壯。

中封者，金也。在足內踝前一寸陷者中，仰足取
之，伸足乃得之，足厥陰脈之所注也，為經。刺入四分，
留七呼，灸三壯。

蠡溝，足厥陰之絡，在足內踝上五寸，別走少陽，
刺入二分，留三呼，灸三壯。

中都，足厥陰郄，在內踝上七寸䯒中，與少陰相
直，刺入三分，留六呼，灸五壯。

膝關，在犢鼻下二寸陷者中，足厥陰脈氣所發，刺
入四分，灸五壯。

曲泉者，水也。在膝內輔骨下，大筋上，小筋下，
陷者中，屈膝得之，足厥陰脈之所「入」也，為合。刺入
六分，留十呼，灸三壯。

陰包，在膝上四寸股內廉兩筋間，足厥陰別走，刺

入六分，灸三壯。

五里，在陰廉下，去氣衝三寸，陰股中動脈，刺入六分，灸五壯。

陰廉，在羊矢下，去氣衝二寸動脈中，刺入八分，灸三壯。

足少陰及股並陰蹻陰維凡二十六穴第三十二

腎出湧泉。**湧泉者**，木也。一名地衝，在足心陷者中，屈足捲指宛宛中，足少陰脈之所出也，為井。刺入三分，留三呼，灸三壯。

然谷者，火也。一名龍淵，在足內踝前起大骨下陷者中，足少陰脈之所溜也，為滎。刺入三分，留三呼，灸三壯。刺之多見血，使人立饑欲食。

太谿者，土也。在足內踝後跟骨上動脈陷者中，足少陰脈之所注也，為俞。刺入三分，留七呼，灸三壯。

大鐘，在足跟後衝中，別走太陽足少陰絡，刺入二分，留七呼，灸三壯。

照海，陰蹻脈所生，在足內踝下一寸，刺入四分，留六呼，灸三壯。

水泉，足少陰郄，去太谿下一寸，在足內踝下，刺入四分，灸五壯。

復溜者，金也。一名伏白，一名昌陽，在足內踝上二寸陷者中，足少陰脈之所行也，為經。刺入三分，留三呼，灸五壯。

交信，在足內踝上二寸，少陰前，太陰後，筋骨間，陰蹻之郄。刺入四分，留三呼，灸三壯。

築賓，陰維之郄，在足內踝上踹分中，刺入三分，灸五壯。

陰谷者，水也。在膝下內輔骨後，大筋之下，小筋之上，按之應手，屈膝得之，足少陰脈之所入也，為合。刺入四分，灸三壯。

足陽明及股凡三十六第三十三

胃出厲兌，厲兌者，金也。在足大指次指之端，去爪甲角如韭葉，足陽明脈之所出也，為井。刺入一分，留一呼，灸三壯。

內庭者，水也。在足大指次指外間陷者中，足陽明脈之所溜也，為滎。刺入三分，留二十呼，灸三壯。

陷谷者，木也。在足大指次指外間本節後陷者中，去內庭二寸，足陽明脈之所注也，為俞。刺入五分，留七呼，灸三壯。

衝陽，一名會原，在足跗上五寸骨間動脈，上去陷谷三寸，足陽明脈之所過也。為原。刺入三分，留十呼，灸三壯。

解谿者，火也。在衝陽後一寸五分腕上陷者中，足陽明脈之所行也。為經。刺入五分，留五呼，灸三壯。

豐隆，足陽明絡也，在外踝上八寸，下廉胻外廉陷者中，別走太陰者，刺入三分，灸三壯。

巨虛下廉，足陽明與小腸合，在上廉下三寸，刺入三分，灸三壯。

條口，在下廉上一寸，足陽明脈氣所發，刺入八分，灸三壯。

巨虛上廉，足陽明與大腸合，在三里下三寸，刺入八分，灸三壯。

三里，土也。在膝下三寸，胻外廉，足陽明脈氣所入也，為合。刺入一寸五分，留七呼，灸三壯。

犢鼻，在膝下胻上夾解大筋中，足陽明脈氣所發，刺入六分，灸三壯。

梁丘，足陽明郄，在膝上二寸，刺入三分，灸三壯。

陰市，一名陰鼎，在膝上三寸，伏兔下，若拜而取之，足陽明脈氣所發，刺入三分，留七呼，禁不可灸。

伏兔，在膝上六寸起肉間，足陽明脈氣所發，刺入五分，禁不可灸。

髀關，在膝上伏兔後交分中，刺入六分，灸三壯。

足少陽及股並陽維四穴凡二十八穴第三十四

膽出於竅陰。竅陰者，金也。在足小指次指之端，去爪甲如韭葉，足少陽脈之所出也，為井。刺入三分，留三呼，灸三壯。

俠谿者，水也。在足小指次指二岐骨間，本節前陷者中，足少陽脈之所溜也，為滎。刺入三分，留三呼，灸三壯。

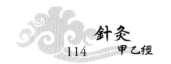

地五會，在足小指次指本節後間陷者中，刺入三分，不可灸，灸之令人瘦，不出三年死。

臨泣者，木也。在足小指次指本節後間陷者中，去俠谿一寸五分，足少陽脈之所注也，為俞。刺入二分，灸三壯。

丘墟，在足外廉踝下如前陷者中，去臨泣三寸，足少陽脈之所過也，為原。刺入五分，留七呼，灸三壯。

懸鐘，在足外踝上三寸動者脈中，足三陽絡，按之陽明脈絕乃取之，刺入六分，留七呼，灸五壯。

光明，足少陽絡，在足外踝上五寸，別走厥陰者，刺入六分，留七呼，灸五壯。

外丘，足少陽郄，少陽所生，在外踝上七寸，刺入三分，灸三壯。

陽輔者，火也。在足外踝上四寸輔骨前，絕骨端，如前三分，去丘墟七寸，足少陽脈之所行也，為經。刺入五分，留七呼，灸三壯。

陽交，一名別陽，一名足髎，陽維之郄，在外踝上七寸，斜屬三陽分肉間，刺入六分，留七呼，灸三壯。

陽陵泉者，土也。在膝下一寸，䯒外廉陷者中，足少陽脈之所入也，為合。刺入六分，留十呼，灸三壯。

陽關，在陽陵泉上三寸，犢鼻外陷者中，刺入五分，禁不可灸。

中瀆，在髀骨外，膝上五寸，分肉間陷者中，足少陽脈氣所發也，刺入五分，留七呼，灸五壯。

環跳，在髀樞中，側臥伸下足，屈上足取之，足少

陽脈氣所發，刺入一寸，留二十呼，灸五十壯。

足太陽及股並陽蹻六穴凡三十四穴第三十五

膀胱出於至陰。**至陰者**，金也。在足小指外側，去爪甲如韭葉，足人陽脈之所出也，為井，刺入二分，留五呼，灸五壯。

通谷者，水也。在足小指外側，本節前陷者中，足太陽脈之所溜也，為滎。刺入二分，留五呼，灸三壯。

束骨者，木也。在足小指外側，本節後陷者中，足太陽脈之所注也，為俞。刺入三分，灸三壯。

京骨，在足外側大骨下，赤白肉際陷者中，按而得之，足太陽脈之所過也，為原。刺入三分，留七呼，灸三壯。

申脈，陽蹻所生也，在足外踝下陷者中，容爪甲許，刺入三分，留六呼，灸三壯。

金門，在足太陽郄一空，在足外踝下，一名關梁，陽維所別屬也，刺入三分，灸三壯。

僕參，一名安邪，在跟骨下陷者中，拱足得之，足太陽、陽蹻二脈之會。刺入五分，留十呼，灸三壯。

跗陽，陽蹻之郄，在足外踝上三寸，太陽前，少陽後，筋骨間，刺入六分，留七呼，灸三壯。

飛揚，一名厥陽，在足外踝上七寸，足太陽絡，別走少陰者，刺入三分，灸三壯。

承山，一名魚腹，一名肉柱，在兌踹腸下分肉間陷

者中，刺入七分，灸三壯。

承筋，一名腨腸，一名直腸，在腨腸中央陷者中，足太陽脈氣所發，禁不可刺，灸三壯。

合陽，在膝約文中央下二寸，刺入六分，灸五壯。

委中者，土也。在膕中央約文中動脈，足太陽脈之所人也，為合。刺入五分，留七呼，灸三壯。

崑崙，火也。在足外踝後，跟骨上陷中，細脈動應手，足太陽脈之所行也，為經。刺入五分，留十呼，灸三壯。

委陽，三焦下輔俞也，在足太陽之前，少陽之後，出於膕中外廉兩筋間，承扶下六寸，此足太陽之別絡也，刺入七分，留五呼，灸三壯，屈身而取之。

浮郄，在委陽上一寸，屈膝得之，刺入五分，灸三壯。

殷門，在肉郄下六寸，刺入五分，留七呼，灸三壯。

承扶，一名肉郄，一名陰關，一名皮部，在尻臀下，股陰衝上約文中，刺入二寸，留七呼，灸三壯。

欲令灸發者，灸䖟（音遍），熨之，三日即發。

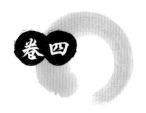

經脈第一（上）

雷公問曰：《外揣》言：渾束為一。未知其所謂，敢問約之奈何？

黃帝答曰：寸口主內，人迎主外，兩者相應，俱往俱來，若引繩，大小齊等，春夏人迎微大，秋冬寸口微大，如是者名曰平人。人迎大一倍於寸口，病在少陽，再倍，病在太陽，三倍，病在陽明。盛則為熱，虛則為寒，緊則為痛痺，代則乍甚乍間。盛則瀉之，虛則補之，緊則取之分肉，代則取之血絡，且飲以藥，陷下者則從而灸之，不盛不虛者，以經取之，名曰經刺。人迎四倍名曰外格。外格者，且大且數。則死不治。必審按其本末，察其寒熱，以驗其臟腑之病。

寸口大一倍於人迎，病在厥陰，再倍，病在少陰。盛則脹滿，寒則，食不消化，虛則熱中，出糜，少氣溺色變，緊則為痛痺，代則乍寒乍熱，下熱上寒（《太素》，作代則乍痛乍止）。盛則瀉之，虛則補之，緊則先刺之而後灸之，代則取血絡而後調之，陷下者則從灸之。陷下者，其脈血結於中，中有著血，血寒則故宜灸。不盛不虛，以經取之。寸口四倍者，名曰內關。內關者，且大且

數，則死不治。必審按其本末，察其寒熱，以驗其臟腑之病，通其榮俞，乃可傳於大數。大曰盛則從瀉，小曰虛則從補。緊則從灸刺之，且飲藥。陷下則從灸之。不盛不虛，以經取之。所謂經治者，飲藥，亦用灸刺。脈急則引，脈代則欲安靜，無勞用力。

黃帝問曰：病之益甚，與其方衰何如？

岐伯對曰：外內皆在焉。切其脈口滑小緊以沉者，病益甚，在中；人迎氣大緊以浮者，病益甚，在外。其脈口浮而滑者病日損，人迎沉而滑者病日損。其脈口滑而沉者，病日損，在內；其人迎脈滑盛以浮者，病日損，在外。脈之浮沉及人迎與氣口氣大小齊等者，其病難已。病在藏，沉而大者其病易已，以小為逆；病在腑，浮而大者，其病易已。人迎盛緊者傷於寒，脈口盛緊者傷於食。其脈滑大以代而長者，病從外來。目有所見，志有所存，此陽之並也，可變而已。

問曰：平人何如？

對曰：人一呼脈再動，一吸脈亦再動，呼吸定息，脈五動，閏以太息，名曰平人。平人者，不病也。常以不病之人以調病人。醫不病，故為病人平息以調之。人一呼脈一動，一吸脈一動者，曰少氣。人一呼脈三動而躁，尺熱曰病溫，尺不熱，脈滑曰病風（《素問》作脈澀為痺）。人一呼脈四動以上曰死，脈絕不至曰死，乍疎乍數日死。人常稟氣於胃，脈以胃氣為本，無胃氣曰逆，逆者死。

持其脈口，數其至也，五十動而不一代者，五臟皆受氣矣。四十動而一代者一臟無氣，三十動而一代者二臟

無氣，二十動而一代者三臟無氣，十動而一代者四臟無氣，不滿十動而一代者五臟無氣，與之短期，要在終始，所謂五十動而不一代者，以為常也，以知五臟之期也。與之短期者，乍數乍疎也。

肝脈弦，心脈鉤，脾脈代，肺脈毛，腎脈石。

心脈來，累累然如連珠，如循琅玕曰平。累累連屬，其中微曲曰病，前鉤後居，如操帶鉤曰死。

肺脈來，厭厭聶聶，如循（《素問》作落）榆葉曰平。不上不下，如循雞羽曰病。如物之浮，如風吹毛曰死。

肝脈來，軟弱招招，如揭長竿末梢曰平。盈實而滑，如循長竿曰病。急而益勁，如新張弓弦曰死。

脾脈來，和柔相離，如雞足踐地曰平。實而盈數，如雞舉足曰病。堅兌如烏之啄，如鳥之距，如屋之漏，如水之流曰死。

腎脈來，喘喘累累如鉤，按之堅曰平。來如引葛，按之益堅曰病。發如奪索，辟辟如彈石曰死。

脾脈虛浮似肺，腎脈小浮似脾，肝脈急沉散似腎。

問曰：見真臟曰死，何也？

對曰：五臟者皆稟氣於胃，胃者五臟之本。臟氣者，皆不能自致於手太陰，必因於胃氣乃能至於手太陰。故五臟各以其時，自為而至於手太陰。故邪氣勝者，精氣衰也。故病甚者，胃氣不能與之俱至於手太陰，故真臟之氣獨見，獨見者病勝臟也，故曰死。

春脈，肝也東方木也，萬物之所始生也。故其氣軟

弱輕虛而滑，端直以長，故曰弦。反此者病。其氣來實而強，此謂太過，病在外；其氣來不實而微，此謂不及，病在中。太過則令人善忘，忽忽眩冒而癲疾；不及則令人胸滿引背，下則兩脅胠滿。

夏脈，心也，南方火也，萬物之所盛長也。故其氣來盛去衰，故曰鉤。反此者病，其氣來盛去亦盛，此謂太過，病在外；其氣來不盛，去反盛，此謂不及，病在內。太過則令人身熱而骨痛，為浸淫；不及則令人煩心，上見咳唾，下為氣泄。

秋脈，肺也，西方金也，萬物之所收成也。故其氣來輕虛以浮，來急去散故曰浮。反此者病。其來毛而中央堅，兩旁虛，此謂太過，病在外；其氣來毛而微，此謂不及，病在中。太過則令人逆氣而背痛，慍慍然；不及則令人喘呼，少氣而欬，上氣見血，下聞病音。

冬脈，腎也，北方水也。萬物之所合藏也。故其氣來沉以濡，故曰營。反此者病。其氣來如彈石者，此謂太過，病在外；其去如數者，此謂不及，病在中。太過則令人解㑊，脊脈痛而少氣，不欲言；不及則令人心懸如病饑。

脾脈，土也，孤臟，以灌四旁者也。其善者不可見，惡者可見。其來如水之流者，此謂太過，病在外；如鳥之啄者，此謂不及，病在中。太過則令人四肢不舉；不及則令人九竅不通，名曰重強。

經脈第一（中）

春得秋脈，夏得冬脈，長夏得春脈，秋得夏脈，冬得長夏脈，名曰陰出之陽，病善怒不治，是謂五邪，皆同，死不治。

春胃微弦曰平，弦多胃少曰肝病，但弦無胃曰死，胃而有毛曰秋病，毛甚曰今病，臟真散於肝，肝臟筋膜之氣也。

夏胃微鉤曰平，鉤多胃少曰心病，但鉤無胃曰死，胃而有石曰冬病，石甚曰今病，臟真通於心，心臟血脈之氣也。

長夏，胃微軟弱曰平，胃少耎弱多曰脾病，但代無胃曰死，軟弱有石曰冬病，石（《秦》作弱）甚曰今病，臟真濡於脾，脾臟肌肉之氣也。

秋胃微毛曰平，毛多胃少曰肺病，但毛無胃曰死，毛而有弦曰春病，弦甚曰今病，臟真高於肺，肺行營衛陰陽也。

冬胃微石曰平，胃少石多曰腎病，但石無胃曰死，石而有鉤曰夏病，鉤甚曰今病，臟真下於腎，腎臟骨髓之氣也。

胃之大絡，名曰虛里，貫膈絡肺，出於左乳下，其動應手，脈之宗氣也。盛喘數絕者。則病在中，結而橫有積矣，絕不至曰死。診得胃脈則能食，虛則泄也。

心脈揣（《素問》作搏）堅而長，病舌捲不能言。其軟而散者，病消渴（《素問》作煩）自已。

肺脈揣堅而長，病唾血。其軟而散者，病灌汗，至今不復散發。

肝脈揣堅而長，色不青，病墜若搏，因血在脅下，令人喘逆。其軟而散，色澤者，病溢飲。溢飲者，渴暴多飲，而易入肌皮腸胃之外也。

胃脈揣堅而長，其色亦，病折髀。其軟而散者，病食痺痛髀。

脾脈揣堅而長，其色黃，病少氣。其軟而散，色不澤者，病足胻腫，若水狀。

腎脈揣堅而長，其色黃而赤者，病折腰。其軟而散者，病少血，至令不復。

夫脈者，血氣之府也。長則氣治，短則氣病，數則煩心，大則病進，上盛則氣高，下盛則氣脹，代則氣衰，細則氣少，澀則心痛。渾渾革革，至如湧泉，病進而危，弊之綽綽，其去如弦絕者，死。

寸口脈中手短者，曰頭痛；寸口脈中手長者，曰足脛痛；寸口脈沉而堅者，病在中；寸口脈浮而盛者，病在外；寸口脈中手促上數（《素問》做擊）者，曰肩背痛；寸口脈緊而橫堅者，曰脅下腹中有橫積痛；寸口脈浮而喘（《素問》作沉而弱）者，曰寒熱；寸口脈盛滑堅者，曰病在外；寸口脈小實而堅者，曰病在內。脈小弱以澀者，謂之久病；脈浮滑而實大（《素問》作浮而疾）者，謂之新病。病甚有胃氣而和者，曰病無他；脈急者，曰疝瘕少腹痛。脈滑曰風，脈澀曰痺，盛而緊曰脹，緩而滑曰熱中。按寸口得四時之順曰病無他，反四時及不問臟曰死。

太陽脈至，洪大以長。少陽脈至，乍數乍疎，乍短乍長。陽明脈至，浮大而短。

厥陰有餘，病陰痺，不足病生熱痺，滑則病狐疝風，濇則病少腹積氣（一本作積厥）。

少陰有餘，病皮痺癮疹，不足病肺痺，滑則病肺風疝，濇則病積溲血。

太陰有餘，病肉痺寒中，不足病脾痺，滑則病脾風疝，濇則病積心腹時滿。

陽明有餘，病脈痺身時熱，不足病心痺，滑則病心風疝，濇則病積時善驚。

太陽有餘，病骨痺身重，不足病腎痺，滑則病腎風疝，濇則病積時筋急目痛。

少陽有餘，病筋痺脅滿，不足病肝痺，滑則病肝風疝，濇則病積時筋急目痛。

太陰厥逆，胻急攣，心痛引腹，治主病者。

少陰厥逆，虛滿嘔變，下泄清，治主病者。

厥陰厥逆，攣，腰痛，虛滿前閉譫語，治主病者。

三陰俱逆，不得前後，使人手足寒，三日死。

太陽厥逆，僵仆嘔血善衄，治主病者。

少陽厥逆，機關不利。機關不利者，腰不可以行，項不可以顧，發腸癰，不可治，驚者死。

陽明厥逆，喘咳身熱，善驚，衄血嘔血，不可治，驚者死。

手太陰厥逆，虛滿而欬，善嘔吐沫，治主病者。

手心主少陰厥逆，心痛引喉，身熱者死，不熱者可治。

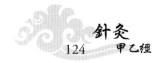

手太陽厥逆，耳聾泣出，項不可以顧，腰不可以俯仰，治主病者。

手陽明少陽厥逆，發喉痹，嗌腫痛，治主病者。

來疾去徐，上實下虛，為厥癲疾。來徐去疾，上虛下實，為惡風也。故中惡風者，陽氣受也。有脈俱沉細數者，少陰厥也。沉細數散者，寒熱也。浮而散者，為眴仆。諸浮而不躁者，皆在陽，則為熱。其有躁者，在手。諸細而沉者，皆在陰，則為骨痛。其有靜者，在足。數動一代者，病在陽之脈也。其澀者，陽氣有餘也。滑者，陰氣有餘也。陽氣有餘則為身熱無汗，陰氣有餘則為多汗身寒，陰陽有餘則為無汗而寒。推而外之，內而不外者，有心腹積也。推而內之。外而不內者，中有熱也。推而上之，下而不上者，腰足清也。推而下之，上而不下者，頭項痛也，按之至骨，脈氣少者，腰脊痛而身有痹也。

經脈第一（下）

三陽為經，二陽為維，一陽為游部。三陽者，太陽也，至手太陰而弦，浮而不沉，決以度，察以心，合之陰陽之論。二陽者，陽明也，至手太陰弦而沉急不鼓，炅至以病皆死。一陽者，少陽也，至手太陰上連人迎弦急懸不絕，此少陽之病也，搏陰則死。三陰者，六經之所主也，交於太陰，伏鼓不浮，上空至心：二陰至肺，其氣歸於膀胱，外連脾胃。一陰獨至，經絕氣浮不鼓，鉤而滑。此六脈者，乍陰乍陽，交屬相併，繆通五臟，合於陰陽。先至

為主，後至為客。三陽為父，二陽為衛，一陽為紀；三陰為母，二陰為雌，一陰為獨使。二陽一陰，陽明主脾病，不勝一陰，脈軟而動，九竅皆沉。三陽一陰，太陽脈勝，一陰不能止，內亂五臟，外為驚駭。二陰一陽，病在肺，少陽脈沉，勝肺傷脾，故外傷四肢。二陰二陽皆交至，病在腎，罵詈妄行，癲疾為狂。二陰一陽，病出於腎，陰氣客游於心脘，下空竅，堤閉塞不通，四支別離。一陰一陽代絕，此陰氣至心，上下無常，出入不知，喉嗌乾燥，病在土脾。二陽三陰，至陰皆在，陰不過陽，陽氣不能止陰，陰陽並絕，浮為血瘕，沉為膿胕也。三陽獨至者，是三陽並至，並至如風雨，上為巔疾，下為漏血病。三陽者，至陽也。積並則為驚，病起如風礔礰，九竅皆塞，陽氣滂溢，嗌乾喉塞。並於陰則上下無常，薄為腸澼，此謂三陽直心。坐不得起臥者，身重，三陽之病也。

黃帝問曰：脈有四時動奈何？

岐伯對曰：六合之內，天地之變，陰陽之應，彼春之暖，為夏之暑，彼秋之忿，為冬之怒。四變之動，脈與之上下，以春應中規，夏應中矩，秋應中衡，冬應中權。是故冬至四十五日，陽氣微上，陰氣微下；夏至四十五日，陰氣微上，陽氣微下。陰陽有時，與脈為期，期而相失，如脈所分，分之有期，故知死時。微妙在脈，不可不察，察之有紀，從陰陽始。是故聲合五音，色合五行，脈合陰陽。持脈有道，虛靜為寶。

春日浮，如魚之游在波；夏日在膚，泛泛乎萬物有餘；秋日下膚，蟄蟲將去；冬日在骨，蟄蟲周密，君子居

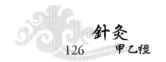

室。故曰知內者，按而紀之；知外者，終而始之，此六者，持脈之大法也。

赤，脈之至也，喘而堅，診曰，有積氣在中，時害於食，名曰心痺，得之外疾，思慮而心虛，故邪從之。

白，脈之至也，喘而浮‧上虛下實，驚，有積氣在胸中，喘而虛，名曰肺痺，寒熱，得之醉而使內也。

黃，脈之至也，大而虛，有積氣在腹中，有厥氣，名曰厥疝，女子同法，得之疾使，四肢汗出當風。

青，脈之至也，長而弦，左右彈，有積氣在心下支胠，名曰肝痺，得之寒濕，與疝同法，腰痛足清頭痛（一本云頭脈緊）。

黑，脈之至也，上堅而大，有積氣在少腹與陰，名曰腎痺，得之沐浴，清水而臥。

形氣有餘，脈氣不足死；脈氣有餘，形氣不足，生；形氣相得，謂之可治。脈弱以滑，是有胃氣，命曰易治，治之趨之，無後其時。形氣相失，謂之難治；色夭不澤，謂之難已；脈實以堅，謂之益甚；脈逆四時，謂之不治。所謂逆四時者，春得肺脈，夏得腎脈，秋得心脈，冬得脾脈，其至皆懸絕沉澀者，名曰逆四時。未有藏形，於春夏而脈沉澀，秋冬而脈浮大，病熱脈靜，泄而脈大，脫血而脈實，病在中而脈實堅，病在外而脈不實堅者，皆為難治，名曰逆四時也。

問曰：願聞虛實之要？

對曰：氣實形實，氣虛形虛，此其常也，反此者病。穀盛氣盛，穀虛氣虛，此其常也，反此者病。脈實血

實，脈虛血虛，此其常也，反此者病。氣盛身寒氣虛身熱
曰反，穀入多而氣少曰反，穀不入而氣多曰反，脈盛血少
曰反，脈少血多曰反。氣盛身寒，得之傷寒；氣虛身熱，
得之傷暑。穀入多而氣少者，得之有所脫血，濕居其下
也；穀入少而氣多者，邪在胃及與肺也。脈少血多者，飲
中熱也；脈人血少者，脈有風氣，水漿不入，此謂反也：
夫實者氣入也，虛者氣出也。氣實者熱也，氣虛者寒也。
入實者，左手開針孔也；入虛者，左手閉針孔也。

　　脈小色不奪者，新病也。脈不奪色奪者，久病也。
脈與五色俱奪者，久病也。脈與五色俱不奪者，新病也。
肝與腎脈並至，其色蒼赤，當病毀傷，不見血，已見血，
濕若中水也。尺內兩旁則季脅也，尺外以候腎，尺裏以候
腹。中附上，左外以候肝，內以候膈，右外以候胃，內以
候脾。上附上，右外以候肺，內以候胸中，左外以候心，
內以候膻中。前以候前，後以候後。上竟上者，胸喉中事
也，下竟下者，少腹腰股膝脛中事也。粗大者，陰不足，
陽有餘，為熱中也。

　　腹脹，身熱，脈大（一作小），是一逆也。腹鳴而
滿，四肢清泄脈大者，是二逆也；血衄不止脈大者，是三
逆也；欬且溲血脫形，脈小而勁者，是四逆也；欬，脫
形，身熱脈小而疾者，是五逆也。如是者，不過十五日死
矣。腹大脹，四末清，脫形泄甚，是一逆也；腹脹便血，
其脈大時絕，是二逆也；欬，溲血，形肉脫，喘，是三逆
也；嘔血胸滿引背，脈小而疾，是四逆也；欬嘔腹脹，且
飧泄，其脈絕，是五逆也。如是者，不及一時而死矣。工

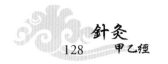

不察此者而刺之，是謂逆治。

熱病脈靜汗已出，脈盛躁，是一逆也；病泄脈洪大，是二逆也；著痺不移，䐃肉破，身熱，脈偏絕，是三逆也；淫而奪形，身熱色夭然白，及後下血衃篤重，是四逆也；寒熱奪形，脈堅搏，是五逆也。

五實死，五虛死。脈盛，皮熱，腹脹，前後不通，悶瞀，是謂五實；脈細，皮寒，氣少，泄利前後，飲食不入，是謂五虛。漿粥入胃，泄注止，則虛者活，身汗得後利，則實者活。此其候也。

心脈滿大，癇瘛筋攣。肝脈小急，癇瘛筋攣。肝脈騖暴，有所驚駭，脈不至若瘖，不治自已。

腎脈小急，肝脈小急，心脈小急，不鼓，皆為瘕。腎脈大急沉，肝脈大急沉，皆為疝。肝腎脈並沉為石水，並浮為風水，並虛為死，並小弦欲為驚。心脈揣滑急為心疝。肺脈沉揣為肺疝。三陽急為瘕。二陰急為癇厥。二陽急為驚。

脾脈外鼓沉為腸澼，久自已。肝脈小緩為腸澼，易治。腎脈小揣沉為腸澼下血，血溫（《素問》作溫）身熱者死。心肝澼亦下血，二藏同病者可治，其脈小沉澀為腸澼，其身熱者死，熱甚七日死。

胃脈沉鼓澀，胃外鼓大，心脈小堅急，皆膈偏枯。男子發左，女子發右。不喑舌轉者，可治，三十日起，其從者喑，三歲起。年不滿二十者，三歲死。

脈至而揣，衄血身有熱者，死。脈來懸鉤浮者為熱（《素問》作常脈）。脈至而揣，名曰暴厥，暴厥者，不知

與人言。脈至而數，使人暴驚，三四日自已。脈至浮合，浮合如數，一息十至已上，是經氣予不足也，微見九十日死。脈至如火薪然，是心精予奪也，草乾而死。脈至如叢棘（《素》作如散葉），是肝氣予虛也，木葉落而死。脈至如省客，省客者脈寒（一作塞）如故也，是腎氣予不足也，懸去棗華而死。脈至如丸泥，是胃精予不足也，榆莢落而死。脈至如橫格，是膽氣予不足也，禾熟而死。脈至如弦縷，是胞精予不足也，病善言，下霜而死，不言可治。脈至如交棘（《素》作交漆），交棘者，左右旁至也，微見三十日而死。脈至如湧泉，浮鼓胞中，是太陽氣予不足也，少氣味，韭花生而死。

脈至如委土之狀，按之不足，是肌氣予不足也，五色見黑白，累發而死。脈至如懸癰。懸癰者，浮揣，切之益大，是十二俞之氣予不足也，水凍而死。脈至如偃刀。偃刀者，浮之小急，按之堅大，五臟寒熱，寒熱獨並於腎，如此其人不得坐，立春而死。脈至如丸，滑不著（《素》作手不直）手，丸滑不著者，按之不可得也，是大膽氣予不足也，棗葉生而死。脈至如春者，令人善恐，不欲坐臥，行立常聽，是小腸氣予不足也，季秋而死。

病形脈診第二（上）

黃帝問曰：邪氣之中人奈何？高下有度乎？

岐伯對曰：身半已上者，邪中之；身半已下者，濕中之；中於陰則留腑，中於陽則留臟。

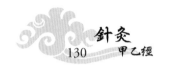

問曰：陰之與陽，異名同類，上下相會，經絡之相貫也，如環之無端。夫邪之中人也，或中於陰，或中於陽，上下左右，無有恆常。

對曰：諸陽之會，皆在於面，人之方乘虛時及新用力，若熱飲食汗出，腠理開而中於邪，中於面則下陽明，中於項則下太陽，中於頰則下少陽，中於膺背兩脅，亦中其經。中於陰者，常從臂胻始。夫臂與胻，其陰皮薄，其肉淖澤，故俱受於風，獨傷於其陰也。

問曰：此故傷其臟乎？

對曰：身之中於風也，不必動臟。故邪入於陰經，其臟氣實，邪氣入而不能客，故還之於腑。是故陽中則留於經，陰中則留於腑。

問曰：邪之中臟者奈何？

對曰：恐懼憂愁則傷心。形寒飲冷則傷肺，以其兩寒相感，中外皆傷，故氣逆而上行。有所墮墜，惡血留內，若有所大怒，氣上而不能下，積於脅下則傷肝。有所擊仆，若醉以入房，汗出當風則傷脾。有所用力舉重，若入房過度，汗出浴水則傷腎。

問曰：五臟之中風奈何？

對曰：陰陽俱相感，邪乃得往。十二經脈，三百六十五絡，其血氣皆上於面而走空竅。其精陽之氣，上走於目而為睛，其別氣走於耳而為聽，其宗氣上出於鼻而為臭，其濁氣下出於胃走唇舌而為味。其氣之津液皆上薰於面，面皮又厚，其肉堅，故大熱甚，寒不能勝之也。虛邪之中身也，灑淅動其形。正邪之中人也微，先見於色，不

知於身，若存若亡，有形無形，莫知其情。夫色脈與尺之皮膚相應，如桴鼓影響之相應，不得相失，此亦本末根葉之出候也，根死則葉枯矣。故色青者其脈弦，色赤者其脈鉤，色黃者其脈代，色白者其脈毛，色黑者其脈石。見其色而不得其脈，反得相勝之脈則死矣；得其相生之脈則病已矣。

問曰：五臟之所生變化之病形何如？

對曰：先定其五色五脈之應，其病乃可別也。

問曰：色脈已定，別之奈何？

對曰：調其脈之緩急大小滑澀，而病形定矣。

問曰：調之何如？曰：脈急者，尺之皮膚亦急；脈緩者，尺之皮膚亦緩；脈小者，尺之皮膚亦減而少氣；脈大者，尺之皮膚亦大；脈沉者，尺之皮膚亦沉；脈滑者，尺之皮膚亦滑；脈澀者，尺之皮膚亦澀。凡此變者，有微有甚。故善調尺者，不待於寸；善調脈者，不待於色。能參合而行之者，可以為上工，十全其九；行二者為中工。全其七；行一者為下工，十全其六。

尺膚溫（一作滑）以淖澤者，風也。尺肉弱者，解㑊也。安臥脫肉者，寒熱也。尺膚澀者，風痺也。尺膚粗如枯魚鱗者，水泆飲也。尺膚寒甚脈急（一作小）者，泄少氣也。尺膚熱甚脈盛躁者，病溫也。其脈盛而滑者，汗且出也（一作病且出）。尺膚熱炙人手，先熱後寒者，寒熱也。尺膚先寒，久持之而熱者，亦寒熱也。尺膚炬然熱，人迎大者，當奪血也。尺堅大脈小甚則少氣，悗有加者，立死（《脈經》云尺緊於人迎者少氣）。肘所獨熱者，

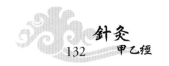

腰已上熱。肘後獨熱者，肩背熱。肘前獨熱者，膺前熱。肘後廉已下三四寸熱者，腸中有蟲。手所獨熱者，腰已下熱。臂中獨熱者，腰腹熱。掌中熱者，腹中熱也。掌中寒者，腹中寒也。魚際白肉有青血脈者，胃中有寒也。

問曰：人有尺膚甚（一云又存瘦甚），筋急而見，此為何病？

對曰：此所謂狐筋。狐筋者，是人腹必急，白色黑色見，此病甚（狐，《素問》作疝）。

病形脈診第二（下）

黃帝問曰：脈之緩急小大滑澀之病形何如？

岐伯對曰：心脈急甚為瘈瘲；微急為心痛引背，食不下，緩甚為狂笑；微緩為伏梁，在心下，上下行，有時唾血。大甚為喉吤吤；微大為心痺，引背善淚。小甚為善噦；微小為消癉。滑甚為善渴；微滑為心疝，引臍少腹鳴。澀甚為喑；微澀為血溢，維（經絡有陽維、陰維）厥，耳鳴癲疾。

肺脈急甚為癲疾；微急為肺寒熱怠惰，欬唾血，引腰背胸，若鼻息肉不通。緩甚為多汗，微緩為痿瘻偏風，頭已下汗出不止。大甚為脛腫；微大為肺痺，引胸背，起惡日光。小甚為泄；微小為消癉。滑甚為息賁上氣；微滑為上下出血。澀甚為嘔血，微澀為鼠瘻（一作漏），在頸支腋之間，下不勝其上，甚能善酸。

肝脈急甚為惡言（一作忘言）；微急為肥氣，在脅下

若覆杯。緩甚為善嘔；微緩為水瘕痺。大甚為內癰，善嘔衄；微大為肝痺，陰縮，欬引少腹。小甚為多飲；微小為消癉。滑甚為癲疝，微滑為遺溺。澀甚為溢飲；微澀為瘈瘲攣筋。

脾脈急甚為瘈瘲；微急為膈中，食飲入而還出，後沃沫。緩甚為痿厥；微緩為風痿，四肢不用，心慧然若無病。大甚為擊仆；微大為疝氣，腹裏大膿血在腸胃之外。小甚為寒熱；微小為消癉。滑甚為癲癃；微滑為蟲毒蛕蠍腹熱。澀甚為腸癀（一作潰）；微澀為內潰，多下膿血。

腎脈急甚為骨痿癲疾；微急為奔豚沉厥，足不收，不得前後。緩甚為折脊；微緩為洞泄。洞泄者，食不化，下嗌還出。大甚為陰痿，微大為石水，起臍下至小腹垂垂然，上至胃脘，死不治。小甚為洞泄，微小為消癉。滑甚為癃癀（一作為癃癃）；微滑為骨痿，坐不能起，起則目無所見，視黑丸。澀甚為大癰，微澀為不月，沉痔。

問曰：病之六變（一作病之有六變）者，刺之奈何？

對曰：諸急者多寒，緩者多熱，大者多氣少血，小者血氣皆少，滑者陽氣盛而微有熱，澀者多血少氣而微有寒。是故刺急者，深內而久留之；刺緩者，淺內而疾髮針，以去其熱；刺大者，微瀉其氣，無出其血；刺滑者，疾髮針而淺內之，以瀉其陽氣去其熱；刺澀者必中其脈，隨其逆順而久留之，必先按而循之，已髮針，疾按其痏，無令出血，以和其脈；諸小者陰陽形氣俱不足，勿取以針，而調之以甘藥。

問曰：五臟六腑之氣，滎俞所入為合，令何道從

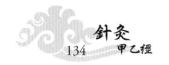

入，入安從道？

對曰：此陽經之別入於內，屬於府者也。

問曰：滎俞與合，各有名乎？

對曰：滎俞治外經，合治內腑。

問曰：治內腑奈何？對曰：取之於合。

問曰：合各有名乎？對曰：胃合入於三里，大腸合入於巨虛上廉，小腸合入於巨虛下廉，三焦合入於委陽，膀胱合入於委中央，膽合入於陽陵泉。（按：大腸合於曲池，小腸合於小海，三焦合於天井，今此不同者，古之別法也。又詳巨虛上廉，乃足陽明與小腸相和之穴也，與胃合三里，膀胱合委中，膽合陽陵泉，以脈之所入為合不同。三焦合委陽，委陽者乃三焦下輔腧也，亦未見有為合之說）

問曰：取之奈何？

對曰：取之三里者，低跗取之；巨虛者，舉足取之；委陽者，屈伸而取之；委中者，屈膝而取之；陽陵泉者，正立豎膝予之齊，下至委陽之陽取之；諸外經者，揄伸而取之。

問曰：願聞六腑之病？

對曰：面熱者，足陽明病；魚絡血者，手陽明病；兩跗之上，脈堅若陷者，足陽明病，此胃脈也。

三部九候第三

黃帝問曰：何謂三部？

　　岐伯對曰：上部中部下部，其部各有三候，三候者，有天，有地，有人。上部天，兩額之動脈；上部地，兩頰之動脈；上部人，耳前之動脈。中部天，手太陰；中部地，手陽明；中部人，手少陰。下部天，足厥陰；下部地，足少陰；下部人，足太陰。下部之天以候肝，地以候腎，人以候脾胃之氣。中部之天以候肺，地以候胸中之氣，人以候心。上部之天以候頭角之氣，地以候口齒之氣，人以候耳目之氣。此三部者，三而成天，三而成地，三而成人。三而三之，合為九，九分為九野，九野為九臟。故神臟五，形臟四，合為九臟。五臟已敗，其色必夭，夭必死矣。

　　問曰：以候奈何？

　　對曰：必先度其形之肥瘦，以調其氣之虛實，實則瀉之，虛則補之，必先去其血脈而後調之，無問其病，以平為期。

　　問曰：決死生奈何？

　　對曰：形盛脈細，少氣不足以息者危。形瘦脈大，胸中多氣者死。形氣相得者生。參伍不調者病。三部九候皆相失者死。上下左右之脈相應如參舂者病甚。上下左右相失不可數者死。中部之候雖獨調，與眾臟相失者死。中部之候相減者死。目內陷者死。

　　問曰：何以知病之所在？

　　對曰：察九候獨小者病。獨大者病。獨疾者病。獨遲者病。獨熱者病。獨寒者病。獨陷下者病。以左手於左足上去踝五寸而按之，以右手當踝而彈之，其應過五寸已

上蠕蠕然者不病。其應疾中手渾渾然者病。中手徐徐然者病，其應上不能至五寸，彈之不應者死。脫肉身不去者死。中部乍疏乍數者死。代脈而鉤者，病在絡脈。九候之相應也，上下若一，不得相失。一候後則病，二候後則病甚，三候後則病危。所謂後者，應不俱也。察其府臟，以知死生之期。必先知經脈而後知病脈，真臟脈見者，邪勝，死也。足太陽之氣絕者，其足不可以屈伸，死必戴眼。

問曰：冬陰夏陽奈何？

對曰：九候之脈皆沉細懸絕者為陰，主冬，故以夜半死。盛躁喘數者為陽，主夏，故以日中死。寒熱病者以平旦死。熱中及熱病者以日中死。病風者以日夕死。病水者以夜半死。其脈乍數乍疏，乍遲乍疾者，以日乘四季死。形肉已脫，九候雖調者猶死。七診雖見，九候皆順者不死。所言不死者，風氣之病，及經月之病，似七診之病而非也，故言不死。若有七診之病，其脈候亦敗者死矣，必發噦噫。必審問其所始病，與今之所方病，而後（《素問》下有各字）切循其脈，視其經絡浮沉，以上下逆從循之。其脈疾者不病，其脈遲者病，不往不來者死，皮膚著者死。

問曰：其可治者奈何？

對曰：經病者治其經，絡病者治其絡（《素問》二絡上有孫字），身有痛者治其經絡。其病者在奇邪，奇邪之脈則繆刺之。留瘦不移，節而刺之。上實下虛，切而順之，索其結絡脈，刺出其血，以通其氣。瞳子高者太陽不足，戴眼者太陽已絕，此決死生之要，不可不察也。

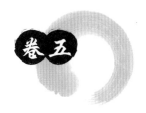

針灸禁忌第一（上）

　　黃帝問曰：四時之氣，各不同形，百病之起，皆有所生，灸刺之道，何者為定？岐伯對曰：四時之氣，各有所生，灸刺之道，氣穴為定。

　　故春刺絡脈諸滎大經分肉之間，甚者深取之，間者淺取之。《素問》曰：春刺散俞及與分理，血出而止。又曰：春者木始治，肝氣始生，肝氣急，其風疾，經脈常深，其氣少不能深入，故取絡脈分肉之間。（《九卷》云：春刺滎者正同，於義為是。又曰：春取絡脈治皮膚。又曰：春取經與脈分肉之間。二者義亦略同。）又曰：春氣在經脈。

　　夏取諸俞孫絡肌肉皮膚之上。（又曰：夏刺俞。二者正同，於義為是。長夏刺經。又曰：取盛經絡，取分間，絕皮膚。又曰：夏取分腠，治肌肉。義亦略同。）《素問》曰：夏刺絡俞，見血而止。又曰：夏者火始治，心氣始長，脈瘦氣弱，陽氣流溢，血溫於腠，內至於經，故取盛經分腠，絕膚而病去者。邪居淺也。所謂盛經者，陽脈也。（義亦略同。）又曰：夏氣在孫絡，長夏氣在肌肉。

　　秋刺諸合，餘如春法。（秋取經俞，邪氣在腑，取之

於合。)《素問》曰：秋刺皮膚循理，上下同法。又曰：秋者金始治，肺將收殺，金將勝火，陽氣在合，陰氣初勝，濕氣及體，陰氣未盛，未能深入，故取俞以瀉陰邪，取合以虛陽邪，陽氣始衰，故取於合。是謂始秋之治變也。又曰：秋氣在膚，閉膝者是也。(《九卷》又曰：秋取氣口，治筋脈。於義不同。)

冬取諸井俞之分，欲深而留之。(又曰：冬取井滎。)《素問》曰：冬取俞竅，及於分理，甚者直下，間者散下(俞竅與諸俞之分，義亦略同)。又曰：冬者水始治，腎方閉，陽氣衰少，陰氣堅盛，巨陽伏沉，陽脈乃去，取井以下陰逆，取滎以通陽氣(一云以實陽氣)。故曰冬取井滎，春不鼽衄。是謂末冬之治變也。(又曰：冬氣在骨髓。又曰：冬刺井，病在臟取之井。二者正同，於義為是。又曰：冬取經俞治骨髓五臟。五臟則同，經俞有疑。)

春刺夏分，脈亂氣微，入淫骨髓，病不得癒，令人不嗜食，又且少氣。春刺秋分，筋攣逆氣，環為欬嗽，病不癒，令人時驚，又且笑(一作哭)。春刺冬分，邪氣著臟，令人腹脹，病不癒，又且欲言語。

夏刺春分，病不癒，令人解墮。夏刺秋分，病不癒，令人心中悶，無言，惕惕如人將捕之。夏刺冬分，病不癒，令人少氣，時欲怒。

秋刺春分，病不癒，令人惕然，欲有所為，起而忘之。秋刺夏分，病不癒，令人益嗜臥，又且善夢。謂立秋之後。秋刺冬分，病不癒，令人悽悽時寒。

冬刺春分，病不癒，令人欲臥不能眠，眠而有見，

謂十二月中旬以前。冬刺夏分，病不癒，令人氣上，發為諸痺。冬刺秋分，病不癒，令人善渴。

足之陽者，陰中之少陽也。足之陰者，陰中之太陰也。手之陽者，陽中之太陽也。手之陰者，陽中之少陰也。正月、二月、三月，人氣在左，無刺左足之陽。四月、五月、六月，人氣在右，無刺右足之陽。七月、八月、九月，人氣在右，無刺右足之陰。十月、十一月、十二月，人氣在左，無刺左足之陰。

《刺法》曰：無刺熇熇之熱，無刺漉漉之汗，無刺渾渾之脈，無刺病與脈相逆者。上工刺其未生者也。其次刺其未成者也，其次刺其已衰者也。下工刺其方襲者，與其形之盛者，與其病之與脈相逆者也。故曰方其盛也，勿敢毀傷。刺其已衰，事必大昌。故曰上工治未病，不治已病。天寒無刺，天溫無凝，月生無瀉，月滿無補，月郭空無治。新內無刺，已刺勿內。大怒無刺，已刺勿怒。大勞無刺，已刺勿勞。大醉無刺，已刺勿醉。大飽無刺，已刺勿飽。大饑無刺，已刺勿饑。大渴無刺，已刺勿渴。乘車來者，臥而休之，如食頃，乃刺之。步行來者，坐而休之，如行十里頃，乃刺之。大驚大怒，必定其氣，乃刺之。

凡禁者，脈亂氣散，逆其榮衛，經氣不次，因而刺之，則陽病入於陰，陰病出於陽，則邪復生，粗工不察，是謂伐形；身體淫濼，反消骨髓，津液不化，脫其五味，是謂失氣也。

問曰：願聞刺淺深之分？

對曰：刺骨者無傷筋，刺筋者無傷肉，刺肉者無傷脈，刺脈者無傷皮，刺皮者無傷肉，刺肉者無傷筋，刺筋者無傷骨。曰：余不知所謂，願聞其詳。曰：刺骨無傷筋者，針至筋而去，不及骨也。刺筋無傷肉者，至肉而去，不及筋也。刺肉無傷脈者，至脈而去，不及肉也。刺脈無傷皮者，至皮而去，不及脈也。刺皮無傷肉者，病在皮中，針入皮，無中肉也。刺肉無傷筋者，過肉中筋，刺筋無傷骨者，過筋中骨，此之謂反也。

刺中心，一日死，其動為噫。刺中肺，三日死，其動為欬。刺中肝，五日死，其動為欠（《素問》作語）。刺中脾，十五日死，其動為吞（《素問》作十日，一作五日）。刺中腎，三日死，其動為嚏（《素問》作六日，一作七日）。刺中膽，一日半死，其動為嘔。刺中膈，為傷中，其病雖癒，不過一歲必死。刺跗上，中大脈，血出不止死。刺陰股，中大脈，血出不止死。刺面中流脈，不幸為盲。刺客主人，內陷中脈，為漏為聾。刺頭中腦戶，入腦立死。刺膝臏出液為跛。刺舌下，中脈太過，出血不止為瘖。刺臂，中太陰脈，出血多，立死。刺足下布絡中脈，血不出為腫。刺足少陰脈，重虛出血。為舌難以言。刺郄中大脈，令人仆脫色。刺膺中，陷脈（《素問》作刺膺中陷中肺），為喘逆仰息。刺氣街中脈，血不出，為腫鼠鼷。刺肘中內陷，氣歸之，為不屈伸。刺脊間中髓，為傴。刺陰股中陰三寸內陷，令人遺溺。刺浮上中乳房，為腫，根蝕。刺腋下脅間內陷，令人欬。刺缺盆中內陷氣泄，令人喘欬逆。刺少腹中膀胱，溺出，令人少腹滿。刺

手魚腹內陷，為腫，刺踹腸內陷，為腫。刺匡上陷骨中脈為漏為盲。刺關節中液出，不得屈伸。

針灸禁忌第一（下）

黃帝問曰：願聞刺要。

岐伯對曰：病有浮沉，刺有淺深，各至其理，無過其道，過之則內傷，不及則生外壅，壅則邪從之。淺深不及，反為大賊，內傷五臟，後生大病。故曰，病有在毫毛腠理者，有在皮膚者，有在肌肉者，有在脈者，有在筋者，有在骨者，有在髓者。是故刺毫毛腠理無傷皮，皮傷則內動肺，肺動則秋病溫瘧，熱厥，淅然寒栗。刺皮無傷肉，肉傷則內動脾，脾動則七十二日四季之月，病腹脹煩滿，不嗜食。刺肉無傷脈，脈傷則內動心，心動則夏病心痛。刺脈無傷筋，筋傷則內動肝，肝動則春病熱而筋弛。刺筋無傷骨，骨傷則內動腎，腎動則冬病脹腰痛。刺骨無傷髓，髓傷則消濼胻酸，體解㑊然不去矣。

神庭禁不可刺，上關禁不可刺深（深則令人耳無所聞），缺盆刺不可深（使人逆息），顱息刺不可多出血，左角刺不可久留，人迎刺過深殺人，雲門刺不可深（深則使人逆息不能食）。臍中禁不可刺，伏兔禁不可刺（本穴云刺入五分），三陽絡禁不可刺，復溜刺無多見血，承筋禁不可刺。然谷刺無多見血。乳中禁不可刺。鳩尾禁不可刺。

上刺禁。

頭維禁不可灸，承光禁不可灸，腦戶禁不可灸，風

府禁不可灸，瘖門禁不可灸（灸之令人瘖）。下關耳中有乾糒（一作擿）。禁不可灸。耳門，耳中有膿，禁不可灸，人迎禁不可灸，絲竹空禁不可灸（灸之不幸令人目小或昏），承泣禁不可灸，脊中禁不可灸（灸之使人僂），白環俞禁不可灸，乳中禁不可灸，石門女子禁不可灸，氣街禁不可灸（灸之不幸不得息）。淵腋禁不可灸（灸之不幸生腫蝕）。經渠禁不可灸（傷人神）。鳩尾禁不可灸，陰市禁不可灸，陽關禁不可灸，天府禁不可灸（使人逆息），伏兔禁不可灸，地五會禁不可灸（使人瘦），瘈脈禁不可灸。

　　上禁灸。

　　凡刺之道，必中氣穴，無中肉節，中氣穴則針游於巷，中肉節則皮膚痛。補瀉反則病益篤。中筋則筋緩，邪氣不出，與真相薄，亂而不去，反還內著，用針不審，以順為逆也。凡刺之理，補瀉無過其度。病與脈逆者，無刺。形肉已奪，是一奪也。大奪血之後，是二奪也。大奪汗之後，是三奪也。大泄之後，是四奪也。新產及大下血，是五奪也。此皆不可瀉也。

　　問曰：針能殺生人，不能起死人乎？

　　對曰：能殺生人，不起死者，是人之所生，受氣穀也，穀之所注者，胃也。胃者，水穀氣血之海也。海之所行雲雨者，天下也。胃之所出氣血者，經隧也。經隧者，五臟六腑之大絡也。逆而奪之而已矣。迎之五里，中道而上，五至而已，五注而藏之氣盡矣。故五五二十五而竭其俞矣，此所謂奪其天氣。故曰：窺門而刺之者，死於家；

入門而刺之者，死於堂。帝曰：請傳之後世，以為刺禁。

九針九變十二節五刺五邪第二

　　黃帝問曰：九針安生？岐伯對曰：九針者天地之數也。天地之數，始於一終於九。故一以法天，二以法地，三以法人，四以法四時，五以法五音，六以法六律，七以法七星，八以法八風，九以法九野。

　　問曰：以針應九之數奈何？曰：一者天。天者陽也，五臟之應天者肺也，肺者五臟六腑之蓋也，皮者肺之合也，人之陽也，故為之治鑱針。鑱針者，取法於布針，去末半寸卒兌之，長一寸六分，大其頭而兌其末，令無得深入而陽氣出，主熱在頭身。故曰：病在皮膚無常處者，取之鑱針於病所。膚白勿取。

　　二者地。地者土也，人之所以應土者肉也，故為之治圓針。圓針者，取法於絮針，筒其身而圓其末，其鋒如卵，長一寸六分，以瀉肉分之氣，令不傷肌分，傷則氣竭。故曰：病在分肉間，取以圓針。

　　三者人也。人之所以成生者血脈也，故為之治鍉針。鍉針者，取法於黍粟，大其身而員其末，如黍粟之兌，長三寸五分，令可以按脈勿陷以致其氣，使邪獨出。故曰：病在脈，少氣當補之，以鍉針針於井滎分俞。

　　四者時也。時者，人於四時八正之風，客於經絡之中，為痼病者也，故為之治鋒針。鋒針者，取法於絮針，筒其身而鋒其末，其刃三隅，長一寸六分，令可以瀉熱出

血，發泄痼病。故曰：病在五臟固居者，取以鋒針。瀉於井滎分俞，取以四時也。

五者音也。音者冬夏之分，分於子午，陰與陽別，寒與熱爭，兩氣相搏，合為癰膿者，故為之治鈹針，鈹針者，取法於劍，令末如劍鋒，廣二分半，長四寸，可以取大膿出血，故曰：病為大膿者，取以鈹針。

六者律也。律者調陰陽四時，合十二經脈，虛邪客於經絡而為暴痺者也，故為之治圓利針。圓利針者，取法於氂針，且圓且兌，身中微大，長一寸六分，以取癰腫暴痺。曰：尖如氂，微大其末，反小其身，令可深納也。故曰：痺氣暴發者，取以圓利針。

七者星也。星者人之七竅，邪之所客於經，舍於絡，而為痛痺者也，故為之治毫針。毫針者，取法於毫毛，長三寸六分，令尖如蚊虻喙，靜以徐往，微以久留，正氣因之，真邪俱往，出針而養，主以治痛痺在絡也。故曰：病痺氣補而去之者，取之毫針。

八者風也。風者，人之股肱八節也，八正之虛風傷人，內舍於骨解、腰脊、節腠之間為深痺者也，故為之治長針。長針者，取法於綦，針長七寸，其身薄而鋒其末，令可以取深邪遠痺。故曰病在中者，取以長針。

九者野也。野者，人之節解，虛風傷人，內舍於節解皮膚之間也。淫邪流溢於身，如風水之狀，不能過於機關大節者也，故為之治大針。大針者，取法於鋒針，令尖如梃其鋒微員，長四寸，以瀉機關之水大氣之不能過關節者也。故曰：病水腫不能過關節者，取以大針。

　　凡刺之要，官針最妙。九針之宜，各有所為。長短大小，各有所施。不得其用，病不能移。疾淺針深，內傷良肉，皮膚為癰。疾深針淺，病氣不瀉，反為大膿。病小針大，氣瀉大甚，病後必為害。病大針小，氣不瀉泄，亦為後敗。夫針之宜，大者大瀉，小者不移，以言其過，請言其所施。

　　凡刺有九，以應九變。一曰輸刺。輸刺者，刺諸經滎俞臟俞也。二曰道刺。道刺者，病在上，取之下，刺府俞也。三曰經刺。經刺者，刺大經之結絡經分也。四曰絡刺。絡刺者，刺小絡之血脈也。五曰分刺。分刺者，刺分肉之間也。六曰大瀉刺（一作太刺）。大瀉刺者，刺大膿以鈹針也。七曰毛刺。毛刺者，刺浮痹於皮膚也。八曰巨刺。巨刺者，左取右，右取左也。九曰焠刺。焠刺者，燔針取痹氣也。

　　凡刺有十二節，以應十二經。一曰偶刺，偶刺者，以手直心若背，直痛所，一刺前，一刺後，以治心痹，刺此者旁針之也。二曰報刺，報刺者，刺痛無常處，上下行者，直內，無拔針，以左手隨病所按之，乃出針復刺之也。三曰恢刺，恢刺者，直刺旁之舉之，前後恢筋急，以治筋痹也。四曰齊刺，齊刺者，直入一，旁入二，以治寒熱氣小深者。或曰參刺。參刺者，治痹氣小深者也。五曰揚刺，揚刺者，正內一，旁內四而浮之，以治寒熱之博大者也。六曰直針刺，直針刺者，引皮乃刺之，以治寒氣之淺者也。七曰腧刺，腧刺者，直入直出，稀髮針而深之，以治氣盛而熱者也。八曰短刺，短刺者，刺骨痹，稍搖而

深之，致針骨所，以上下摩骨也。九曰浮刺，浮刺者，旁入而浮之，此治肌急而寒者也。十曰陰刺，陰刺者，左右卒刺之，此治寒厥中寒者，取踝後少陰也。十一曰旁刺，旁刺者，直刺旁刺各一，此治留痹久居者也。十二曰贊刺，贊刺者，直入直出，數髮針而淺之出血，此治癰腫者也。

脈之所居深不見者，刺之微內針而久留之，致其脈空，脈氣淺者勿刺。按絕其脈刺之，無令精出，獨出其邪氣耳。所謂三刺之則穀氣出者，先淺刺絕皮以出陽邪；再刺則陰邪出者，少益深，絕皮致肌肉。未入分肉之間，後刺深之。已入分肉之間，則穀氣出矣。故刺法曰：始刺淺之，以逐陽邪之氣；後刺深之，以致陰邪之氣；最後刺極深之，以下穀氣。此之謂也。故用針者，不知年之所加，氣之盛衰，虛實之所起，不可以為工矣。

凡刺有五，以應五臟。一曰半刺。半刺者，淺內而疾髮針，無針傷肉，如拔髮狀，以取皮氣，此肺之應也。二曰豹文刺。豹文刺者，左右前後針之，中脈為故，以取經絡之血者，此心之應也。三曰關刺。關刺者，直刺左右盡筋上以取筋痹，慎無出血，此肝之應也。或曰淵刺，又曰豈刺。四曰合谷刺。合谷刺者，左右雞足針於分肉之間，以取肌痹，此脾之應也。五曰腧刺。腧刺者，直入直出，深內之至骨，以取骨痹，此腎之應也。

問曰：刺有五邪，何謂五邪？對曰：病有持癰者，有大者，有小者，有熱者，有寒者，是謂五邪。

凡刺癰邪（用鈹針）無迎隴，易俗移性不得膿。越道更行去其鄉，不安處所乃散亡。諸陰陽過癰所者，取之

其俞瀉也。

凡刺大邪（用鋒針）曰以小，泄奪其有餘剽其道，針其邪干肌肉。視之無有，乃自直道，刺諸陽分肉之間。

凡刺小邪（用圓針）曰以大，補益其不足乃無害，視其所在迎之界，遠近盡至不得外，侵而行之乃自費。刺分肉之間。

凡刺熱邪（用鑱針）越而滄，出遊不歸乃無病，為開道乎闢門戶，使邪得出病乃已。

凡刺寒邪（用毫針）曰以溫，徐往徐來致其神，門戶已閉氣不分，虛實得調真氣存。

繆刺第三

黃帝問曰：何謂繆刺？

岐伯對曰：夫邪之客於形也，必先舍於皮毛，留而不去，入舍於孫絡，留而不去，入舍於經脈，內連五臟，散於腸胃，陰陽俱感，五臟乃傷，此乃邪之從皮毛而入，極於五臟之次也。如此則治其經焉。

今邪客於皮毛，入舍於孫脈，留而不去，閉塞不通，不得入經，溢於大絡而生奇病焉。夫邪客大絡者，左注右，右注左，上下左右與經相干，而佈於四末，其氣無常處，不及於經俞，名曰繆刺。

問曰：以左取右，以右取左，其與巨刺何以別之？
對曰：邪客於經也，左盛則右病，右盛則左病，亦有易且移者，左病未已而右脈先病，如此者，必巨刺之，必中其

經，非絡脈也。故絡病者，其痛與經脈繆處，故曰繆刺
（巨刺者刺其經，繆刺者刺其絡）。

問曰：繆刺取之何如？對曰：邪客於足少陰之絡，
令人卒心痛，暴脹，胸脅支滿。無積者，刺然骨之前出
血，如食頃而已，左取右，右取左。病新發者，五日已。

邪客於手少陽（一作陽）之絡，令人喉痺舌捲，口
乾心煩，臂外廉痛，手不及頭。刺手次指（當作小指）次
指爪甲上去端如韭葉，各一痏，壯者立已，老者有頃已，
左取右，右取左，此新病，數日已。

邪客於足厥陰之絡，令人卒疝暴痛。刺足大指爪甲
上與肉交者各一痏，男子立已，女子有頃已，左取右，右
取左。

邪客於足太陽之絡，令人頭項痛，肩痛。刺足小指
爪甲上與肉交者各一痏，立已，不已刺外踝下三痏，左取
右，右取左，如食頃已。

邪客於手陽明之絡，令人氣滿胸中，喘急而支胠
（《素問》注云：刺指次指）胸中熱。刺手大指次指爪甲
上去端如韭葉，各一痏，左取右，右取左，如食頃已。

邪客於臂掌之間，不得屈，刺其踝後，先以指按
之，痛乃刺之。以月死生為數，月生一日一痏，二日二
痏，十五日十五痏，十六日十四痏。

邪客於陽蹻之脈，令人目痛，從內眥始。刺外踝之
下半寸所，各二痏，左取右，右取左，如行十里頃而已。
人有所墮墜，惡血留於內，腹中脹滿，不得前後，先飲利
藥，此上傷厥陰之脈，下傷少陰之絡。刺足內踝之下，然

骨之前，血脈出血，刺跗上動脈。不已。刺三毛上各一痏，見血立已，左取右，右取左。善驚善悲不樂，刺如右方。

邪客於手陽明之絡，令人耳聾，時不聞音，刺手大指次指爪甲上端如韭葉，各一痏，立聞。不已，刺中指爪甲上與肉交者，立聞。其不時聞者，不可刺也。耳中生風者，亦刺之如此數，右取左，左取右。

凡痺行往來無常處者，在分肉間痛而刺之，以月生死為數。用針者，隨氣盛衰，以為痏數，針過其日數則脫氣，不及其日數則氣不瀉，左刺右，右刺左。病如故，復刺之如法，以月死生為數，月生一日一痏，二日二痏，漸多之，十五日十五痏，十六日十四痏，漸少之。

邪客於足陽明之絡（《素問》作經，王冰云：以其脈左右交於面部，故舉經肺之病，以明繆刺之類），令人鼽衄，下齒寒。刺足中指爪甲上與肉交者，各一痏。左取右，右取左。

邪客於足少陽之絡，令人脅痛不得息，欬而汗出。刺足小指爪甲上與肉交者各一痏，不得息立已，汗出立止，軟者溫衣飲食，一日已，左刺右，右刺左，病立已，不已，復刺如法。

邪客於足少陰之絡，令人咽痛，不可內食，無故善怒，氣上走賁上。刺足下中央之脈，各三痏，凡六刺立已，左刺右，右刺左。

邪客於足太陰之絡，令人腰痛，引少腹控䏚，不可以仰息。刺其腰尻之解，兩胂之上，是腰俞，以月死生為痏數，髮針立已，左刺右，右刺左。

邪客於足太陽之絡，令人拘攣背急引脅而痛，內引心而痛。刺之從項始數脊椎夾脊，疾按之應手而痛，刺入旁三痏，立已。

邪客於足少陽之絡，令人留於樞中痛，髀不得氣（一作髀不可舉），刺樞中以毫針，寒則留針，以月生死為痏數，立已。

諸經刺之，所過者不病，則繆刺之。耳聾刺手陽明，不已，刺其過脈出耳前者。齒齲刺手陽明立已，不已，刺其脈入齒中者立已。

邪客於五臟之間，其病也，脈引而痛，時來時止，視其病脈，繆刺之於手足爪甲上，視其脈，出其血，間日一刺，一刺不已，五刺已。

繆傳引上齒，齒唇寒（《素問》多一痛字），視其手背脈血者去之，刺足陽明中指爪甲上一痏，手大指次指爪甲上各一痏立已，左取右，右取左。

嗌中腫，不能納唾，不時能出唾者，繆刺然骨之前出血立已，左取右，右取左（自嗌腫至此二十九字，《素問》王冰注原在邪客足少陰絡之下，今移在此）。

邪客於手足少陰、太陰、足陽明之絡，此五絡者，皆會於耳中，上絡左角，五絡俱竭，令人身脈皆動而形無知也，其狀若屍，或曰屍厥。刺足大指內側爪甲上去端如韭葉，後刺足心，後刺足中指爪甲上各一痏，後刺手大指內側爪甲上端去如韭葉，後刺手少陰兌骨之端各一痏，立已（《素問》又云後刺手心主者，非也）。不已，以竹筒吹其兩耳中，剔其左角之髮方寸，燔治，飲以美酒一杯，

不能飲者，灌之立已。

　　凡刺之數，先視其經脈，切而循之，審其虛實而調之。不調者，經刺之；有痛而經不病者，繆刺之。因視其皮部有血絡者，盡取之。此繆刺之數也。

針道第四

　　夫針之要，易陳而難入。粗守形，工守神。神乎神，客在門。未睹其病，惡知其原。刺之微，在速遲。粗守關，工守機。機之動，不離其空，空中之機，清靜以微。其來不可逢，其往不可追。知機道者，不可掛以發。不知機者，叩之不發。知其往來，要與之期。粗之暗乎，妙哉上獨有之也。往者為逆，來者為順。明知逆順，正行無問。迎而奪之，惡得無虛。追而濟之，惡得無實。迎而隨之，以意和之。針道畢矣。

　　凡用針者，虛則實之，滿則泄之，菀陳則除之，邪勝則虛之。《大要》曰：徐而疾則實，疾而徐則虛。言其實與虛，若有若無。察後與先，若存若亡，為虛為實，若得若失。虛實之要，九針最妙。補瀉之時，以針為之。瀉曰迎之，迎之意，必持而內之，放而出之。排揚出針，疾氣得泄。按而引針，是謂內溫。血不得散，氣不得出。補曰隨之，隨之意，若忘之。若行若按，如蚊蝱止。如留如環，去如弦絕令左屬右，其氣故止。外門已閉，中氣乃實。必無留血，急取誅之。

　　持針之道，堅者為寶（《素問》作實），正指直刺，

無針左右。神在秋毫，屬意病者，審視血脈，刺之無殆。方刺之時，必在懸陽，及與兩衡。神屬勿去，知病存亡。取血脈者，在俞橫居，視之獨滿，切之獨堅。

夫氣之在脈也，邪氣在上，濁氣在中，清氣在下。故針陷脈則邪氣出，針中脈則濁氣出，針太深則邪反沉，病益甚。故曰皮肉筋脈，各有所處。病各有所舍，針各有所宜。各不同形，各以任其所宜。無實實虛虛，損不足，益有餘，是為重病，病益甚。取五脈者死，取三脈者恇。奪陰者厥，奪陽者狂，針害畢矣。

知其所苦。隔有上下，知其氣之所。先得其道，布而浣之（《太素》作希而疏之），稍深而留之，故能徐之。

大熱在上者，推而下之；從下上者，引而去之；視前痛者，常先取之；大寒在外，留而補之；入於中者，從合瀉之。針所不為，灸之所宜。上氣不足，推而揚之；下氣不足，積而從之。陰陽皆虛，火自當之，厥而寒甚，骨廉陷下，寒過於膝，下陵三里，陰絡所過，得之留止，寒入於中，推而行之，經陷下者，即火當之。結絡堅緊，火之所治。不知其苦，兩蹻之下，男陰女陽，良工所禁，針論畢矣。

凡刺，虛者實之，滿者泄之，此皆眾工之所共知也。若夫法天則地，隨應而動，和之若響，隨之若影，道無鬼神，獨來獨往。凡刺之真，必先治神。五臟已定，九候已明，後乃針存。眾脈所見（《素問》作不見），眾凶所（《素問》作弗）聞。外內相得，無以形先。可玩往來，乃施於人。虛實之要，五虛勿近，五實勿遠。至其當

發，間不容瞚。手動若務，針耀而勻。靜意視義，觀適之變，是謂冥冥，莫知其形。見其烏烏，見其稷稷；從見其飛，不知其誰。伏如橫弩，起若發機。刺虛者須其實，刺實者須其虛。經氣已至，慎守勿失。深淺在志，遠近若一。如臨深淵，手如握虎，神無營於眾物。

黃帝問曰：願聞禁數？

岐伯對曰：臟有要害，不可不察。肝生於左，肺藏於右。心部於表，腎治於裏，脾為之使，胃為之市。膈肓之上，中有父母。七節之旁，中有志心（《素問》作小心）。順之有福，逆之有咎。瀉必用方（《太素》作員），切而轉之，其氣乃行。疾入徐出，邪氣乃出。伸而迎之，搖大其穴，氣出乃疾。補必用員（《太素》作方），外引其皮，令當其門。左引其樞，右推其膚，微旋而徐推之。必端以正，安以靜，堅心無解，欲微以留，氣下而疾出之。推其皮，蓋其外門，真氣乃存。用針之要，無忘養神。瀉者以氣方盛，以月方滿，以日方溫，以身方定，以息方吸而內針，乃復候其方吸而轉針，乃復候其方呼而徐引針。補者行也，行者移也，刺必中其榮，復以吸排針也。故養神者必知形之肥瘦。榮衛血氣之衰盛。血氣者，人之神，不可不謹養。

形乎形，目瞑瞑。捫其所痛，索之於經，慧然在前，按之弗得，不知其情，故曰形。神乎神，耳不聞。目明心開而志先，慧然獨覺，口弗能言，俱視獨見，象若昏，昭然獨明，若風吹雲，故曰神。三部九候為之原，九針之論不必存。

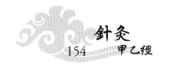

凡刺之而氣不至，無問其數；刺之而氣至乃去之，勿復針。針各有所宜，各不同形，各任其所為。刺之要，氣至而效，效之信，若風吹雲，昭然於天，凡刺之道畢矣。節之交，凡三百六十五會。知其要者，一言而終，不知其要者，流散無窮。所言節者，神氣之所游行出入也，非皮肉筋骨也。睹其色，察其目，知其散復。一其形，聽其動靜，知其邪正。右主推之，左持而禦之，氣至而去之。

凡將用針，必先視脈氣之劇易，乃可以治病。五臟之氣已絕於內，而用針者反實其外，是謂重竭。重竭必死，其死也靜，治之者輒反其氣，取腋與膺。五臟之氣已絕於外，而用針者反實其內，是謂逆厥。逆厥則必死，其死也躁，治之者反取四末。刺之害，中而不去則精泄，不中而去則致氣，精泄則病甚而恇，致氣則生為癰瘍。

刺針必肅，刺腫搖針，經刺勿搖，此刺之道也。刺諸熱者，如手探湯；刺寒清者，如人不欲行。刺虛者，刺其去；刺實者，刺其來。刺上關者，㰦不能欠；刺下關者，欠不能㰦。刺犢鼻者，屈不能伸；刺內關者，伸不能屈。病高而內者，取之陰陵泉；病高而外者，取之陽陵泉。陰有陽疾者，取之下陵三里。正往無殆，下氣乃止，不下復始矣。

針道終始第五

凡刺之道，畢於終始。明知終始，五臟為紀，陰陽

定矣。陰者主臟，陽者主腑。陽受氣於四肢，陰受氣於五臟。故瀉者迎之，補者隨之。知迎知隨，氣可令和。和氣之方，必通陰陽。五臟為陰，六腑為陽。謹奉天道，請言終始。終始者，經脈為紀，持其脈口人迎，以知陰陽有餘不足，平與不平，天道畢矣。

所謂平人者，不病也。不病者，脈口人迎應四時也，上下相應而俱往來也，六經之脈不結動也，本末相遇，寒溫相守司，形肉血氣必相稱也，是謂平人。若少氣者，脈口人迎俱少而不稱尺寸。如是者，則陰陽俱不足，補陽則陰竭，瀉陰則陽脫。如是者，可將以甘藥，不癒可飲以至劑。如此者弗灸。不已者，因而瀉之，則五臟氣壞矣。

人迎一盛，病在足少陽，一盛而躁在手少陽。人迎二盛，病在足太陽，二盛而躁在手太陽。人迎三盛，病在足陽明，三盛而躁在手陽明。人迎四盛且大且數，名曰溢陽，溢陽為外格。脈口一盛，病在足厥陰，一盛而躁在手心主。脈口二盛，病在足少陰，二盛而躁在手少陰。脈口三盛，在足太陰，三盛而躁在手太陰。脈口四盛俱大且數，名曰溢陰。溢陰為內關，不通者死不治。人迎與太陰脈口俱盛四倍已上，名曰關格。關格者與之短期。

人迎一盛，瀉足少陽而補足厥陰，二瀉一補，日一取之，必切而驗之，躁取之上，氣和乃止。人迎二盛，瀉足太陽而補足少陰，二瀉一補，二日一取之，必切而驗之，躁取之上，氣和乃止。人迎三盛，瀉足陽明而補足太陰，二瀉一補，日二取之，必切而驗之，躁取之上，氣和乃止。

脈口一盛，瀉足厥陰而補足少陽，二補一瀉，日一取之，必切而驗之，氣和乃止，躁取之。脈口二盛，瀉足少陰而補足太陽，二瀉一補，二日一取之，必切而驗之，氣和乃止，躁取之。脈口三盛，瀉足太陰而補足陽明，二補一瀉，日二取之，必切而驗之，氣和乃止，躁取之。所以日二取之者，太陰主胃，大富於穀氣，故可日二取之也。人迎脈口俱盛四倍已上，名曰陰陽俱溢。如是者，不開則血脈閉塞，氣無所行，流淫於中，五臟內傷。如此者，因而灸之，則變易為他病矣。

凡刺之道，氣和乃止，補陰瀉陽，音聲益彰，耳目聰明，反此者，血氣不行。

所謂氣至而有效者，瀉則益虛，虛者脈大如其故而不堅也。大如故而益堅者，適雖言快，病未去也。補則益實，實者脈大如其故而益堅也。大如故而不堅者，適雖言快，病未去也。故補則實，瀉則虛，病雖不隨針減，病必衰去矣。必先通十二經之所生病，而後可傳於終始。故陰陽不相移，虛實不相傾，取之其經。

凡刺之屬，三刺至谷，邪澼妄合，陰陽移居，逆順相反，浮沉異處，四時不得，稽留淫沃，須針而去。故一刺陽邪出，再刺陰邪出，三刺則穀氣至，而止。所謂穀氣至者，已補而實，已瀉而虛，故知穀氣至也。邪氣獨去者，陰與陽未能調而病知癒也。故曰補則實，瀉則虛，病雖不隨針減，病必衰去矣。

陽盛而陰虛，先補其陰，後瀉其陽而和之。陰盛而陽虛，先補其陽，後瀉其陰而和之。三脈動於足大指之

間，必審其虛實。虛而瀉之，是謂重虛，重虛病益甚。凡刺此者，以指按之，脈動而實且疾者則瀉之，虛而徐者則補之，反此者病益甚。三脈動於大指，謂陽明在上，厥陰在中，少陰在下。

膺腧中膺，背腧中背，肩髆虛者取之上。重舌，刺舌柱以鈹針也。手屈而不伸者，其病在筋；伸而不可屈者，其病在骨。在骨守骨，在筋守筋。

補瀉須一方實，深取之，稀按其痏，以極出其邪氣。一方虛，淺刺之，以養其脈，疾按其病，無使邪氣得入。邪氣之來也緊而疾，穀氣之來也徐而和。脈實者，深刺之以泄其氣；脈虛者，淺刺之使精氣無得出，以養其脈，獨出其邪氣。刺諸痛者深刺之，諸痛者其脈皆實。

從腰以上者，手太陰、陽明主之；從腰以下者，足太陰、陽明主之。病在下者高取之，病在上者下取之，病在頭者取之足，病在腰者取之膕，病生於頭者頭重，生於手者臂重，生於足者足重。治病者，先刺其病所從生者也。

春氣在毫毛，夏氣在皮膚，秋氣在分肉，冬氣在筋骨。刺此病者，各以其時為齊。刺肥人者，以秋冬為之齊；刺瘦人者，以春夏為之齊。刺之痛者陰也，痛而以手按之不得者亦陰也，深刺之。病在上者陽也，在下者，陰也。癢者陽也，淺刺之。病先起於陰者，先治其陰而後治其陽；病先起於陽者，先治其陽而後治其陰。久病者邪氣入深，刺此病者，深內而久留之，間日復刺之，必先調其左右，去其血脈，刺道畢矣。

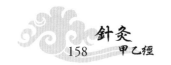

凡刺之法，必察其形氣。形氣未脫，少氣而脈又躁，躁厥者，必為繆刺之。散氣可收，聚氣可布。深居靜處，與神往來，閉戶塞牖，魂魄不散，專意一神，精氣不分，無聞人聲，以收其精，必一其神，令志在針。淺而留之，微而浮之，以移其神，氣至乃休。男內女外，堅拒勿出，謹守勿內，是謂得氣。

針道自然逆順第六

黃帝問曰：願聞針道自然。

岐伯對曰：用自然者，臨深決水，不用功力，而水可竭也。循掘決沖，不顧堅密，而經可通也。此言氣之滑澀，血之清濁，行之逆順也。

問曰：人之黑白肥瘦少長各有數乎？

對曰：年質壯大，血氣充盛，皮膚堅固，因加以邪，刺此者，深而留之，此肥人也。廣肩腋項，肉薄厚皮而黑色，唇臨臨然者，其血黑以濁，其氣澀以遲，其貪於取予，刺此者，深而留之，多益其數。

問曰：刺瘦人奈何？對曰：瘦人者，皮薄色少，肉廉廉然，薄唇輕言，其血清，其氣滑，易脫於氣，易損於血，刺此者，淺而疾之。

問曰：刺常人奈何？

對曰：視其黑白，各為調之。端正純厚者，其血氣和調，刺此者，無失其常數。

問曰：刺壯土真骨者奈何？

對曰：刺壯士真骨，堅肉緩節驗驗（一作監監）然，此人重則氣澀血濁，刺此者，深而留之，多益其數；勁則氣滑血清，刺此者，淺而疾之也。

問曰：刺嬰兒奈何？對曰：嬰兒者，其肉脆血少氣弱，刺此者以毫針，淺刺而疾髮針，日再可也。

問曰：臨深決水奈何？對曰：血清氣濁，疾瀉之，則氣竭矣。曰：循掘決沖奈何？對曰：血濁氣澀，疾瀉之，則氣可通也。

問曰：逆順五體經絡之數，此皆布衣匹夫之士也；食血者（《九墟》作血食之君），身體空虛，膚肉軟弱，血氣慓悍滑利，刺之豈可同乎？

對曰：夫膏粱菽藿之味，何可同也。氣滑則出疾，氣澀則出遲。氣悍則針小而入淺，氣澀則針大而入深。深則欲留，淺則欲疾。故刺布衣者，深以留，刺王公大人者，微以徐。此皆因其氣之慓悍滑利者也。

問曰：形氣之逆順奈何？

對曰：形氣不足，病氣有餘，是邪勝也，急瀉之。形氣有餘，病氣不足，急補之。形氣不足，病氣不足，此陰陽俱不足，不可復刺之，刺之則重不足，重不足則陰陽俱竭；血氣皆盡，五臟空虛，筋骨髓枯，老者絕滅，壯者不復矣。形氣有餘，病氣有餘者，此謂陰陽俱有餘也，急瀉其邪，調其虛實。故曰有餘者瀉之，不足者補之，此之謂也。故曰刺不知逆順，真邪相薄，實而補之，則陰陽血氣皆溢，腸胃充郭，肺肝內膜，陰陽相錯。虛而瀉之，則經脈空虛，血氣枯竭，腸胃懾辟，皮膚薄著，毛腠夭焦，

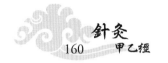
予之死期。故曰用針之要,在於知調,調陰與陽,精氣乃充,合形與氣,使神內藏,故曰上工平氣,中工亂經,下工絕氣危生,不可不慎也。必察其五臟之變化,五脈之相應,經脈之虛實,皮膚之柔粗而後取之也。

針道外揣縱舍第七

黃帝問曰:夫九針,少則無內,大則無外,恍惚無窮,流溢無極,余知其合於天道人事四時之變也,余願渾求為一可乎?岐伯對曰:夫唯道焉,非道何可大小淺深離合為一乎哉。故遠者司外揣內,近者司內揣外。是謂陰陽之極,天地之蓋。

問曰:持針縱舍奈何?對曰:必先明知十二經之本末,皮膚之寒熱,脈之盛衰滑澀。其脈滑而盛者病日進,虛而細者久以持,大以澀者為痛痺,陰陽如一者病難治。察其本末,上下有熱者,病尚在,其熱已衰者,其病亦去矣。因持其尺,察其肉之堅脆、大小、滑澀、寒熱、燥濕。因視目之五色,以知五臟而決死生。視其血脈,察其五色,以知寒熱痺痛。

問曰:持針縱舍,餘未得其意也。對曰:持針之道,欲端以正,安以靜。先知虛實,而行疾徐。左手執骨,右手循之,無與肉裹。瀉欲端正,補必閉膚。輔針導氣,邪氣不得淫泆,真氣以居。

問曰:扦皮開腠理奈何?曰:因其分肉,在別其膚。微內而徐端之,適神不散,邪氣得去也。

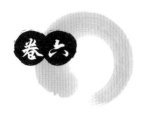

八正八虛八風大論第一

黃帝問曰：歲之所以皆同病者，何氣使然？

少師對曰：此八正之候也。候此者，常以冬至之日。風從南方來者，名曰虛風，賊傷人者也。其以夜半至者，萬民皆臥而不犯，故其歲民少病。其以晝至者，萬民懈惰而皆中於邪風，故民多病。虛邪入客於骨而不發於外，至其立春，陽氣大發，腠理開。有因立春之日，風從西方來，萬民皆中虛風。此兩邪相搏，經氣結代，故諸逢其風而遇其雨者，名曰遇歲露焉。因歲之和而少賊風者，民少病而少死；歲多賊風邪氣，寒溫不和，則民多病而死矣。

問曰：虛邪之風，其所貴賤何如，候之奈何？對曰：正月朔日，風從西方來而大，名曰白骨。將國有殃，人多死亡。正月朔日，平旦西北風行，民病多，十有三也。正月朔日，日中北風，夏，民多死者。正月朔日，平旦北風，春，民多死者。正月朔日，夕時北風，秋，民多死者。正月朔日，天時和溫不風，民無病；大寒疾風，民多病。二月丑不風，民多心腹病。三月戌不溫，民多寒熱病。四月巳不暑，民多癉病。十月申不寒，民多暴死。諸

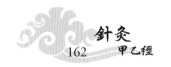
所謂風者，發屋拔樹，揚沙石，起毫毛，發腠理者也。

風從其衝後來者，名曰虛風，賊傷人者也，主殺害，必謹候虛風而謹避之。避邪之道，如避矢石，然後邪弗能害也。

風從南方來，名曰大弱風。其傷人也，內舍於心，外在於脈，其氣主為熱。風從西南方來，名曰謀風。其傷人也，內舍於脾，外在於肌肉，其氣主為弱。風從西方來，名曰剛風。其傷人也，內舍於肺，外在於皮膚，其氣主為燥。風從西北方來，名曰折風。其傷人也，內舍於小腸，外在於手太陽之脈，脈絕則泄，脈閉則結不通，善暴死。從北方來，名曰大剛風。其傷人也，內舍於腎，外在於骨與肩背之膂筋，其氣主為寒。風從東北方來，名曰凶風。其傷人也，內舍於大腸，外在於兩脅腋骨，下及肢節。風從東方來，名曰嬰兒風。其傷人也，內舍於肝，外在於筋紐，其氣主為濕。風從東南方來，名曰弱風。其傷人也，內舍於胃，外在於肌，其氣主為體重。

凡此八風者，皆從其虛之鄉來，乃能病人。三虛相搏，則為暴病卒死。兩虛一實，則為淋露寒熱。犯其雨濕之地則為痿。故聖人避邪，如避矢石。其三虛偏中於邪風，則為擊僕偏枯矣。

問曰：四時八風之中人也，因有寒暑。寒則皮膚急腠理閉；暑則皮膚緩腠理開。賊風邪氣，因得以入乎？將必須八正風邪，乃能傷人乎？對曰：賊風邪氣之中人也，不得以時。然必因其開也，其入深，其內亟也疾，其病人也卒暴；因其閉也，其人淺以留，其病人也徐以遲。

問曰：其有寒溫和適，腠理不開，然有卒病者，其故何也？

對曰：人雖平居，其腠理開閉緩急，固常有時也。夫人與天地相參，與日月相應。故月滿則海水西盛，人血氣精，肌肉充，皮膚致，毛髮堅，腠理郄，煙垢著。當是之時，雖遇賊風，其人淺，亦不深。到其月廓空，則海水東盛，人血氣虛，其衛氣去，形獨居，肌肉減，皮膚緩，腠理開，毛髮薄，腘垢澤。當是之時，遇賊風，其入深，其病人卒暴。

問曰：人有卒然暴死者，何邪使然？

對曰：得三虛者其死暴疾；得三實者邪不能傷也。乘年之衰，逢月之空，失時之和，人氣乏少，因為賊風邪氣所傷，是謂三虛。故論不知三虛，工反為粗。若逢年之盛，遇月之滿，得時之和，雖有賊風邪氣，不能傷也。

逆順病本末方宜形志大論第二

黃帝問曰：治民治身，可得聞乎？岐伯對曰：治民與自治，治彼與治此，治小與治大，治國與治家，未有逆而能治者，夫唯順而已矣。故入國問其俗，臨病人問所便。問曰：便病奈何？對曰：中熱消癉則便寒，寒中之屬則便熱。胃中熱則消穀，令人懸心善饑，臍已上皮熱。腸中熱，則出黃如糜色，臍以下皮寒。胃中寒則瞋脹。腸中寒則腸鳴飧泄。胃中寒，腸中熱，則脹且泄。胃中熱，腸中寒，則疾饑，少腹痛脹。

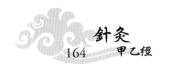

問曰：胃欲寒飲，腸欲熱飲，兩者相逆，治之奈何？對曰：春夏先治其標，後治其本；秋冬先治其本，後治其標。

問曰：便其相逆者奈何？對曰：便此者，食飲衣服，欲適寒溫。寒無悽愴，暑無出汗。食飲者，熱無灼灼，寒無滄滄。寒溫中適，故氣搏持，乃不致邪僻。

先病而後逆者治其本，先逆而後病者治其本，先寒而後生病者治其本，先病而後生寒者治其本，先熱而後生病者治其本，先病而後生熱者治其本，先病而後生中滿者治其標，先病而後泄者治其本。先泄而後生他病者治其本，必先調之，乃治其他病。先病而後中滿者治其標，先中滿而後煩心者治其本。人有客氣同氣，小大不利治其標。小大便利治其本。病發而有餘，本而標之，先治其本，後治其標；病發而不足，標而本之，先治其標，後治其本。謹察間甚而調之，間者並行，甚者獨行。小大不利而後生他病者，治其本。

東方濱海旁水，其民食魚嗜鹹。魚者使人熱中，鹹者勝血。其民皆黑色疏理，其病多癰腫，其治宜砭石。

西方水土剛強，其民華食而脂肥，故邪不能傷其形體，其病生於內，其治宜毒藥。

北方風寒冰冽，其民樂野處而乳食，藏寒生滿病，其治宜灸 。

南方其地下，水土弱，霧露之所聚也。其民嗜酸而食胕，故致理而赤色，其病攣痺，其治宜微針。

中央其地平以濕，天地所生物者眾，其民食雜而不

勞。故其病多痿厥寒熱，其治宜導引按蹺。故聖人雜合以治，各得其宜。

形樂志苦，病生於脈，治之以灸刺；形苦志樂，病生於筋，治之以熨引；形樂志樂，病生於肉，治之以針石；形苦志苦，病生於困渴（一作咽喝），治之以甘藥；形數驚恐，經絡不通，病生於不仁，治之以按摩醪醴。是謂五形。故志曰：刺陽明出血氣，刺太陽出血惡氣，刺少陽出氣惡血，刺太陰出氣惡血，刺少陰出氣惡血，刺厥陰出血惡氣。

五臟六腑虛實大論第三

黃帝問曰：刺法言，有餘瀉之，不足補之，何謂也？岐伯對曰：神有有餘，有不足；氣有有餘，有不足；血有有餘，有不足；形有有餘，有不足；志有有餘，有不足。心藏神，肺藏氣，肝藏血，脾藏肉，腎藏志。志意通達，內連骨髓，而成形。五臟之道。皆出於經渠，以行血氣；血氣不和，百病乃變化而生，故守經渠焉。

神有餘則笑不休，不足則憂（《素問》作悲，王冰曰：作憂者誤），血氣未並，五臟安定，邪客於形，悽厥起於毫毛，未入於經絡，故命曰神之微。神有餘則瀉其小絡之血，出血勿之深斥，無中其大經，神氣乃平。神不足者，視其虛絡，切而致之，刺而和之，無出其血，無泄其氣，以通其經，神氣乃平。

問曰：刺微奈何？對曰：按摩勿釋，著針勿斥，移

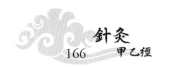

氣於足（《素問》作不足），神氣乃得復。

氣有餘則喘咳上氣，不足則息利少氣。血氣未並，五臟安定，皮膚微病，命曰白氣微泄。有餘則瀉其經渠，無傷其經，無出其血，無泄其氣。不足則補其經渠，無出其氣。問曰：刺微奈何？對曰：按摩勿釋，出針視之。曰：故（《素問》故作我）將深之，適人必革，精氣自伏，邪氣亂散，無所休息，氣泄腠理，真氣乃相得。

血有餘則怒，不足則悲（《素問》作恐）。血氣未並，五臟安定，孫絡外溢，則絡有留血。有餘則刺其盛經，出其血。不足則視其虛，內針其脈中，久留之血至，脈大，疾出其針，無令血泄。曰：刺留奈何？曰：視其血絡，刺出其血，無令惡血得入於經，以成其病。

形有餘則腹脹，涇溲不利，不足則四肢不用。血氣未並，五臟安定，肌肉蠕（一作溢）動，名曰微風。有餘則瀉其陽經，不足則補其陽絡。問曰：刺微奈何？對曰：取分肉間，無中其經，無傷其絡，衛氣得復，邪氣乃索。

志有餘則腹脹飧泄，不足則厥。血氣未並，五臟安定，骨節有傷。有餘則瀉然筋血者，出其血，不足則補其復溜。問曰：刺未並奈何？對曰：即取之，無中其經，以去其邪，乃能立虛。

問曰：虛實之形，不知其何以生？對曰：血氣已並，陰陽相傾，氣亂於衛，血逆於經，血氣離居，一實一虛。血並於陰，氣並於陽，故為驚狂。血並於陽，氣並於陰，乃為炅中。血並於上，氣並於下，心煩悶善怒。血並於下，氣並於上，亂而喜忘（《素問》作善忘）。

問曰：血並於陰，氣並於陽，如是血氣離居。何者為實，何者為虛？對曰：血氣者，喜溫而惡寒。寒則泣不流，溫則消而去之。是故氣之所並為血虛，血之所並為氣虛。

問曰：人之所有者，血與氣耳。乃言血並為虛，氣並為虛，是無實乎？對曰：有者為實，無者為虛。故氣並則無血，血並則無氣。今血與氣相失，故為虛焉。絡之與孫脈，俱注於經，血與氣並，則為實焉。血之與氣並走於上，則為大厥，厥則暴死，氣復反則生，不反則死。

問曰：實者何道從來。虛者何道從去？對曰：夫陰與陽，皆有俞會。陽注於陰，陰滿之外，陰陽紃（《素問》作均）平，以充其形，九候若一，名曰平人。夫邪之所生，或生於陽，或生於陰。其生於陽者，得之風雨寒暑；其生於陰者，得之飲食起居，陰陽喜怒。

問曰：風雨之傷人奈何？對曰：風雨之傷人也，先客於皮膚，傳入於孫脈，孫脈滿則傳入於絡脈，絡脈滿乃注於大經脈，血氣與邪氣並客於分腠之間，其脈堅大，故曰實。實者，外堅充滿，不可按，按之則痛。

問曰：寒濕之傷人奈何？對曰：寒濕之中人也，皮膚收（《素問》作不收），肌肉堅緊，營血澀，衛氣去，故曰虛。虛者攝辟，氣不足，血澀，按之則氣足溫之，故快然而不痛。

問曰：陰之生實奈何？對曰：喜怒不節，則陰氣上逆，上逆則下虛，下虛則陽氣走之，故曰實。

問曰：陰之生虛奈何？對曰：喜則氣下，悲則氣消，消則脈空虛，因寒飲食，寒氣動臟（一作重滿），則

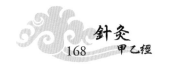

血泣氣去，故曰虛。

問曰：陽虛則外寒，陰虛則內熱，陽盛則外熱，陰盛則內寒，不知所由然？對曰：陽受氣於上焦，以溫皮膚分肉之間。今寒氣在外，則上焦不通，不通則寒獨留於外，故寒栗。有所勞倦，形氣衰少，穀氣（《素問》作下脘）不盛，上焦不行，下焦不通，胃氣熱，薰胸中，故內熱。上焦不通利，皮膚致密，腠理閉塞（《素問》下有玄府二字）不通，衛氣不得泄越，故外熱。厥氣上逆，寒氣積於胸中而不瀉，不瀉則溫氣去，寒獨留，則血凝泣，凝則腠理不通，其脈盛大以澀，故中寒。

問曰：陰與陽並，血氣已並，病形已成，刺之奈何？對曰：刺此者，取之經渠，取血於營，取氣於衛，用形哉，因四時多少高下。

問曰：血氣已並，病形已成，陰陽相傾，補瀉奈何？對曰：瀉實者氣盛乃內針，針與氣俱內，以開其門，如利其戶，針與氣俱出，精氣不傷·邪氣乃下，外門不閉，以出其疾，搖大其道，如利其路，是謂大瀉，必切而出，大氣乃屈。

問曰：補虛奈何？對曰：持針勿置，以定其意，候呼內針，氣出針入，針空四塞，精無從去，方實而疾出針，氣入針出，熱不得還，閉塞其門，邪氣布散，精氣乃得存，動無後時（《素問》作動氣後時），近氣不失，遠氣乃來，是謂追之。

問曰：虛實有十，生於五臟五脈耳。夫十二經脈者，皆生百病，今獨言五臟。夫十二經脈者，皆絡三百六

十五節，節有病，必被經脈，經脈之病者，皆有虛實，何以合之乎？對曰：五臟與六府為表裏，經絡肢節，各生虛實，視其病所居，隨而調之。病在脈，調之血；病在血，調之絡；病在氣，調諸衛；病在肉，調之分肉；病在筋，調之筋；病在骨，調之骨，燔針劫刺其下，及與急者。病在骨，焠針藥熨。病不知所痛，兩蹻為上。身形有痛，九候莫病，則繆刺之。病在於左而右脈病者，則巨刺之。必謹察其九候，針道畢矣。

陰陽清濁順治逆亂大論第四

　　黃帝問曰：經脈十二者，別為五行，分為四時，何失而亂，何得而治？岐伯對曰：五行有序，四時有分，相順而治，相逆而亂。

　　問曰：何謂相順而治？

　　對曰：經脈十二，以應十二月。十二月者，分為四時。四時者，春夏秋冬，其氣各異。營衛相隨，陰陽相合，清濁不相干，如是則順而治矣。

　　問曰：何謂相逆而亂？對曰：清氣在陰，濁氣在陽，營氣順行，衛氣逆行，清濁相干，亂於胸中，是謂大悗。故氣亂於心，則煩心密默，俯首靜伏；亂於肺，則俯仰喘喝，按手以呼；亂於腸胃，則為霍亂；亂於臂脛，則為四厥；亂於頭，則為厥逆，頭重眩仆。

　　氣在心者，取之手少陰心主之俞；氣在於肺者，取之手太陰滎、足少陰俞；氣在於腸胃者，取之手足太陰、

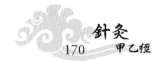

陽明，不下者，取之三里。氣在於頭者，取之天柱、大杼，不知，取足（《靈樞》作手）太陽之滎俞。氣在臂足者，先去血脈，後取其陽明、少陽之滎俞。

徐入徐出，是謂之導氣。補瀉無形，是謂之同精。是非有餘不足也，亂氣之相逆也。

四時賊風邪氣大論第五

黃帝問曰：有人於此，並行並立，其年之長少等也，衣之厚薄均也，卒然遇烈風疾雨，或病或不病或皆死，其故何也？岐伯對曰：春溫風，夏陽風，秋涼風，冬寒風。凡此四時之風者，其所病各不同形。黃色薄皮弱肉者，不勝春之虛風；白色薄皮弱肉者，不勝夏之虛風；青色薄皮弱肉者，不勝秋之虛風；赤色薄皮弱肉者，不勝冬之虛風。問曰：黑色不病乎？對曰：黑色而皮厚肉堅，固不能傷於四時之風。其皮薄而肉不堅，色不一者，長夏至而有虛風者，病矣。其皮厚而肌肉堅者，長夏至而有虛風者不病矣。其皮厚而肌肉堅者，必重感於寒，內外皆然，乃病也。

問曰：賊風邪氣之傷人也，令人病焉。今有不離屏蔽，不出室穴之中，卒然而病者，其故何也？對曰：此皆嘗有所傷於濕氣，藏於血脈之中，分肉之間，久留而不去。若有所墜墮，惡血在內而不去。卒然喜怒不節，飲食不適，寒溫不時，腠理閉不通（《素問》下有其開二字），而適遇風寒，則血氣凝結，與故邪相襲，則為寒痺。其有

熱則汗出，汗出則受風，雖不遇賊風邪氣，必有因加而發矣。問曰：夫子之所言皆病人所自知也，其無遇邪風，又無怵惕之志，卒然而病，其故何也？唯有因鬼神之事乎？對曰：此亦有故邪，留而未發也。因而志有所惡，及有所慕，血氣內亂，兩氣相摶，其所從來者微，視之不見，聽之不聞，故似鬼神。

　　問曰：其有祝由而已者，其故何也？對曰：先巫者，因知百病之勝，先知百病之所從者，可祝由而已也。

內外形診老壯肥瘦病旦慧夜甚大論第六

　　黃帝問曰：人之生也，有柔有剛，有弱有強，有短有長，有陰有陽，願聞其方。岐伯對曰：陰中有陰，陽中有陽，審知陰陽，刺之有方，得病所始，刺之有理，謹度病端，與時相應，內合於五臟六腑，外合於筋骨皮膚。是故內有陰陽，外有陰陽。在內者，五臟為陰，六府為陽；在外者，筋骨為陰，皮膚為陽。故曰：病在陰之陰者，刺陰之滎俞；病在陽之陽者，刺陽之合；病在陽之陰者，刺陰之經；病在陰之陽者，刺陽之絡。病在陽者，名曰風。病在陰者，名曰痺。陰陽俱病名曰風痺。病有形而不痛者，陽之類；無形而痛者，陰之類。無形而痛者，其陽完（《九墟》完作緩）而陰傷，急治其陽，無攻其陰（《九墟》作急治其陰，無攻其陽）；有形而不痛者，其陰完而陽傷，急治其陰，無攻其陽（《九墟》作急治其陽，無攻其陰）。陰陽俱動，乍有乍無，加以煩心，名曰陰勝其

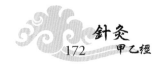
陽，此謂不表不裏，其形不久也。

問曰：形氣病之先後，內外之應奈何？對曰：風寒傷形，憂恐忿怒傷氣，氣傷臟，乃病臟；寒傷形，乃應形；風傷筋脈，筋脈乃應。此形氣內外之相應也。

問曰：刺之奈何？對曰：病九日者，三刺而已。病一月者，十刺而已。多少遠近，以此衰之。久痺不去身者，視其血絡，盡去其血。問曰：外內之病，難易之治奈何？對曰：形先病而未入臟者，刺之半其日；臟先病而形乃應者，刺之倍其日，此外內難易之應也。

問曰：何以知其皮肉血氣筋骨之病也？對曰：色起兩眉間薄澤者，病在皮。唇色青黃赤白黑者，病在肌肉。營氣濡然者，病在血氣（《千金方》作脈）。目色青黃赤白黑者，病在筋。耳焦枯受塵垢者，病在骨。

問曰：形病何如，取之奈何？對曰：皮有部，肉有柱，氣血有俞（《千金方》下有筋有結），骨有屬。皮之部俞在於四末，肉之柱在臂胻諸陽肉分間，與足少陰分間。氣血之俞在於諸絡脈，氣血留居，則盛而起。筋部無陰無陽，無左無右，候病所在。骨之屬者，骨空之所以受液而溢腦髓者也。

問曰：取之奈何？對曰：夫病之變化，浮沉淺深，不可勝窮，各在其處。病間者淺之，甚者深之，間者少之，甚者眾之。隨變而調氣，故曰上工也。

問曰：人之肥瘦小大寒溫，有老壯少小之別奈何？對曰：人年五十以上為老，三十以上為壯，十八以上為少，六歲以上為小。曰：何以度其肥瘦？曰：人有脂，有

膏，有肉。曰：別此奈何？曰：䐃肉堅，皮滿者，脂。䐃肉不堅，皮緩者，膏。皮肉不相離者，肉。

問曰：身之寒溫何如？對曰：膏者，其肉淖而粗理者身寒，細理者身熱。脂者，其肉堅，細理者和，粗理者寒（少肉者寒濕之症未詳）。

問曰：其肥瘦大小奈何？對曰：膏者，多氣而皮縱緩，故能縱腹垂腴。肉者，身體容大。脂者，其身收小。問曰：三者之氣血多少何如？對曰：膏者多氣，多氣者熱，熱者耐寒也。肉者多血，多血者則形充，形充者則平也。脂者，其血清，氣滑少，故不能大。此別於眾人也。

問曰：眾人如何？對曰：眾人之皮肉脂膏不能相加也，血與氣不能相多也，故其形不小不大，各自稱其身，名曰眾人。問曰：治之奈何？對曰：必先別其三形，血之多少，氣之清濁，而後調之，治無失常經。是故膏人者縱腹垂腴，肉人者上下容大；脂人者，雖脂不能大。

問曰：病者多以旦慧晝安，夕加夜甚者，何也？對曰：春生夏長，秋收冬藏，是氣之常也。人亦應之，以一日一夜分為四時之氣，朝為春，日中為夏，日入為秋，夜半為冬。朝則人氣始生，病氣衰，故旦慧；日中則人氣長，長則勝邪，故安；夕則人氣始衰，邪氣始生，故加；夜半人氣入臟，邪氣獨居於身，故甚。

問曰：其時有反者何也？對曰：是不應四時之氣，臟獨主其病者，是必以臟氣之所不勝時者甚，以其所勝時者起也。問曰：治之奈何？對曰：順天之時，而病可與期。順者為工，逆者為粗也。

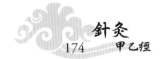

陰陽大論第七

陰靜陽躁，陽生陰長，陽殺陰藏。陽化氣，陰成形。寒極生熱，熱極生寒。寒氣生濁，熱氣生清。清氣在下，則生飧泄；濁氣在上，則生䐜脹。此陰陽反作，病之逆順也。故清陽為天，濁陰為地；地氣上為雲，天氣下為雨；雨出地氣，雲出天氣。故清陽出上竅，濁陰出下竅；清陽發腠理，濁陰走五臟；清陽實四肢，濁陰歸六腑。

水為陰，火為陽。陽為氣，陰為味，味歸形，形歸氣，氣歸精，精歸化。精食氣，形食味，化生精，氣生形。味傷形，氣傷精，精化為氣，氣傷於味，陰味出下竅，陽氣出上竅。味厚者為陰，薄為陰之陽；氣厚者為陽，薄為陽之陰。味厚則泄，薄則通；氣薄則發泄，厚則發熱。壯火之氣衰，少火之氣壯。壯火食氣，氣食少火。壯火散氣，少火生氣。氣味辛甘發散為陽，酸苦湧泄為陰。

陰勝則陽病，陽勝則陰病。陰病則熱，陽病則寒（《素問》作陽勝則熱，會勝則寒）。重寒則熱，重熱則寒。寒傷形，熱傷氣。氣傷痛，形傷腫。故先痛而後腫者，氣傷形也；先腫而後痛者，形傷氣也。風勝則動，熱勝則腫，燥勝則乾，寒勝則浮，濕勝則濡泄。

天有四時五行，以生長收藏，以生寒暑燥濕風。人有五臟，化為五氣，以生喜怒悲憂恐。故喜怒傷氣，寒暑傷形，暴怒傷陰，暴喜傷陽，厥氣上行，滿脈去形。故曰喜怒不節，寒暑過度，生乃不固。重陰必陽，重陽必陰，

此陰陽之變也。

　　夫陰在內，陽之守也；陽在外，陰之使也。陽勝則身熱，腠理閉，喘息粗，為之悶（《素問》作俯仰）汗不出而熱，齒乾以煩悶，腹脹死，耐冬不耐夏。陰勝則身寒，汗出，身常清，數栗而寒，寒則厥，厥則腹滿死，耐夏不耐冬。此陰陽更勝之變，病之形能也。

　　問曰：調此二者奈何？對曰：能知七損八益，則二者可調也；不知用此，則早衰矣。清陽上天，濁陰歸地。天氣通於肺，地氣通於咽，風氣通於肝，雷氣通於心，穀氣通於脾，雨氣通於腎。六經為川，腸胃為海，九竅為水注之氣，暴風象雷，逆氣象陽。故治不法天之紀，不用地之理，則災害至矣。邪風之至，疾如風雨。故善治者治皮毛，其次治肌膚，其次治筋脈，其次治六腑，其次治五臟。治五臟者，半生牛死矣。故天之邪氣，感則害五臟；水穀之寒熱，感則害六腑；地之濕氣，感則害皮肉筋脈。故善用針者，從陰引陽，從陽引陰，以右治左，以左治右，以我知彼，以表知裏，以觀過與不及之理，見微則過，用之不殆。

　　善診者，察色按脈，先別陰陽，審清濁，而知部候。視喘息，聽音聲，而知病所苦。觀權衡視規矩，而知病所主。按尺寸，觀浮沉滑濇，而知病所生。以治則無過，以診則無失矣。故曰：病之始起，可刺而已，其盛也，可待衰而已。故因其輕而揚之，因其重而減之，因其衰而彰之。形不足者，溫之以氣；精不足者，補之以味。其高者，因而越之。其下者，引而竭之。中滿者，瀉之於

內。其有形者，漬形以為汗。其在皮者，汗而發之。其慓悍者，按而收之。其實者，散而瀉之。審其陰陽，以別柔剛。陽病治陰，陰病治陽。定其血氣，各守其鄉。血實宜決之，氣實宜掣之引之。

陽從右，陰從左（《素問》作陽從左，陰從右）。老從上，少從下。是以春夏歸陽為生，歸秋冬為死，反之則歸秋冬為生。是以氣之多少逆順，皆為厥。有餘者，厥也。一上不下，寒厥到膝，少者秋冬死，老者秋冬生。氣上不下，頭痛巔疾，求陽不得，求之於陰，五部隔無徵，若居曠野，若伏空室，綿綿乎屬不滿日。

冬三月之病，在理已盡，草與柳葉皆殺，陰陽皆絕，期在孟春。冬三月之病，病合陽者，至春正月，脈有死徵，皆歸於春（《素問》作始春）。春三月之病，曰陽殺，陰陽皆絕，期在草乾；夏三月之病，至陰不過十日，陰陽交，期在溓水；秋三月之病，三陽俱起，不治自已。陰陽交合者，立不能坐，坐不能起。三陽獨至，期在石水，二陰獨至，期在盛水。

正邪襲內生夢大論第八

黃帝問曰：淫邪泮衍奈何？岐伯對曰：正邪從外襲內，未有定舍，反淫於臟，不得定處，與營衛俱行，而與魂魄飛揚，使人臥不得安而喜夢。凡氣淫於腑，則夢有餘於外，不足於內；氣淫於臟，則夢有餘於內，不足於外。

問曰：有餘不足有形乎？對曰：陰盛則夢涉大水而

恐懼，陽盛則夢大火而燔焫，陰陽俱盛則夢相殺毀傷。上盛則夢飛，下盛則夢墮。甚飽則夢予，甚饑則夢取。肝氣盛則夢怒。肺氣盛則夢哭泣、恐懼、飛揚。心氣盛則夢喜笑及恐怖。脾氣盛則夢歌樂、體重、手足不舉。腎氣盛則夢腰脊兩解而不屬。凡此十二盛者，至而瀉之立已。

厥氣客於心，則夢見丘山煙火，客於肺，則夢飛揚，見金鐵之器及奇物。客於肝，則夢見山林樹木。客於脾，則夢見丘陵大澤，壞屋風雨。客於腎，則夢臨淵，沒居水中。客於膀胱，則夢游行。客於胃，則夢飲食。客於大腸，則夢見田野。客於小腸，則夢見聚邑行街。客於膽，則夢見鬥訟自刳。客於陰器，則夢接內。客於項，則夢斬首。客於臍，則夢行走不能前，及居深地窌苑中。客於股肱，則夢禮節拜跪。客於胞䐈，則夢溲便利。凡此十五不足者，至而補之立已。

五味所宜五臟生病大論第九

黃帝問曰：穀氣有五味，其入五臟分別奈何？岐伯對曰：胃者，五臟六腑之海，水穀皆入於胃，五臟六腑皆稟於胃，五味各走其所喜。故穀味酸，先走肝。《九卷》又曰：酸入胃，其氣澀（一作濇以收），不能出入。不出則留於胃中，胃中和溫，則下注於膀胱之胞，膀胱之胞薄以㼆，得酸則縮綣，約而不能，水道不行，故癃。陰者，積筋之所終聚也，故酸入胃而走於筋。《素問》曰：酸走筋，筋病無多食酸。其義相順。又曰：肝欲酸，多食酸，

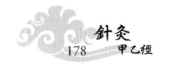

則肉胝腸而唇揭。謂木勝土也。（木辛與《九卷》義錯，
《素問》肝欲辛作欲酸）

　　苦先走心。《九卷》又曰：苦入胃，五穀之氣皆不能
勝苦。苦入下脘。下脘者，三焦之路，皆閉而不通，故氣
變嘔也。齒者，骨之所絡也。故苦入胃而走骨，入而復
出，齒必黧疏，是知其走骨也。水火既濟，骨氣通於心。
《素問》曰：苦走骨，骨病無多食苦。其義相順。又曰：
心欲苦，食苦則皮槁而毛拔。謂火勝金也。

　　甘先走脾。《九卷》又曰：甘入脾，其氣弱少，不能
上至上焦，而與穀俱留於胃中。甘者，令人柔潤也。胃柔
則緩，緩則蟲動，蟲動則令人心悶。其氣通於皮，故曰甘
走皮。皮者，肉之餘。蓋皮雖屬肺，與肉連體，故甘潤肌
肉並皮也。《素問》曰：甘走肉，肉病無多食甘。其義相
順。又曰：多食甘，則骨痛而發落。謂土勝水也（與《九
卷》不錯）。

　　辛先走肺。《九卷》又曰：辛入胃，其氣走於上焦。
上焦者，受諸氣而營諸陽者也。薑韭之氣，薰至營衛，營
衛不時受之，久留於心下，故熅心。辛者，與氣俱行，故
辛入胃則與汗俱出矣（《千金》云：辛入胃而連氣，與氣
俱出，故氣盛）。《素問》曰：辛走氣，氣病無多食辛。
其義相順。又曰：肺欲卒，多食辛，則筋急而爪枯。謂金
勝木也。（肺欲苦與《九卷》義錯）

　　鹹先走腎。《九卷》又曰：鹹入胃，其氣上走中焦，
注於諸脈。脈者，血之所走也。血與鹹相得則血凝，血凝
則胃中竭，竭則咽路焦，故舌乾而善渴。血脈者，中焦之

道，故鹹凝而走血矣。腎合三焦，血脈雖屬肝心，而為中焦之道，故鹹凝而走血矣。《素問》曰：鹹走血，血病無多食鹹。其義相順。又曰：多食鹹，則脈凝泣而變色，謂水勝火也。（雖俱言血脈，其義不同）

穀氣營衛俱行，津液已行，營衛大通，乃糟粕以次傳下。

問曰：營衛俱行奈何？對曰：穀始入於胃，其精微者，先出於胃之兩焦，以溉五臟，別出兩焦行於營衛之道。其大氣之搏而不行者，積於胸中，名曰氣海，出於肺，循於喉嚨，故呼則出，吸則入。天地之精氣，其大數常出三而入一，故穀不入，半日則氣衰，一日則氣少矣。

問曰：穀之五味可得聞乎？對曰：五穀：粳米甘，麻酸，大豆鹹，小麥苦，黃黍辛。五果：棗甘，李酸，栗鹹，杏苦，桃辛。五畜：牛肉甘，犬肉酸，豕肉鹹，羊肉苦，雞肉辛。五菜：葵甘，韭酸，藿鹹，薤苦，蔥辛。五色：黃宜甘，青宜酸，黑宜鹹，赤宜苦，白宜辛。

脾病者，宜食粳米、牛肉、棗、葵，甘者入脾用之。心病者，宜食麥、羊肉、杏、薤，苦者入心用之。腎病者，宜食大豆、豕肉、栗、藿，鹹者入腎用之。肺病者，宜食黍、雞肉、桃、蔥，辛者入肺用之。肝病者，宜食麻、犬肉、李、韭，酸者入肝用之。肝病禁辛，心病禁鹹，脾病禁酸，肺病禁苦，腎病禁甘。

肝，足厥陰、少陽主治。肝苦急，急食甘以緩之；心，手少陰、太陽主治。心苦緩，急食鹹以收之；脾，足太陰、陽明主治。脾苦濕，急食苦以燥之；肺，手太陰、

陽明主治。肺苦氣上逆，急食苦以泄之；腎，足少陰、太陽主治。腎苦燥，急食辛以潤之，開腠理，致津液，通氣墜也。

毒藥攻邪，五穀為養，五果為助，五畜為益，五菜為充。氣味合而服之，以補精益氣。此五味者，各有所利，辛散，酸收，甘緩，苦堅，鹹耎。

肝病者，兩脅下痛引少腹，令人善怒。虛則目䀮䀮無所見，耳無所聞，善恐，如人將捕之。取其經厥陰與少陽血者，氣逆則頭痛，耳聾不聰，頰腫，取血者。又曰：狗蒙招尤，目瞑耳聾，下實上虛，過在足少陽、厥陰，甚則入肝。

心病者，胸中痛，脅支滿，兩肤下痛，膺背肩胛間痛，兩臂內痛。虛則胸腹大，脅下與腰相引而痛。取其經少陰、太陽血者，其變病，刺郄中血者。又曰：胸中痛，支滿腰脊相引而痛，過在手少陰、太陽（《素問》云：心煩頭痛，病在膈中，過在手巨陽，少陰）。

脾病者，身重善饑，肌肉萎，足不收，行善瘛瘲，腳下痛。虛則腹脹，腸鳴飧泄，食不化。取其經太陰、陽明、少陰血者。又曰：腹滿䐜脹，支滿肤脅，下厥上冒，過在足太陰、陽明。

肺病者，喘逆咳氣，肩背痛，汗出，尻陰股膝攣，髀踹胻足皆痛。虛則少氣不能報息，耳聾，喉嚨乾。取其經，手太陰、足太陽外厥陰內少陰血者。又曰：咳嗽上氣，病（《素問》作厥）在胸中，過在手陽明、太陰。

腎病者，腹大脛腫痛，欬喘身重，寢汗出憎風。虛

則胸中痛，大腸小腸（《素問》作大腹小腹）痛，清厥，意不樂。取其經少陰、太陽血者。又曰：頭痛癲疾，下實上虛，過在足少陰、太陽，甚則入腎。

五臟傳病大論第十

病在肝，癒於夏。夏不癒，甚於秋。秋不死，持於冬，起於春。病在肝，癒於丙丁。丙丁不癒。加於庚辛。庚辛不加（《素問》作不死，下同），持於壬癸，起於甲乙。禁當風。病在肝，平旦慧，下晡甚，夜半靜。

病在心，癒於長夏。長夏不癒，甚於冬。冬不死，持於春，起於夏。病在心，癒於戊己。戊己不癒，加於壬癸。壬癸不加，持於甲乙，起於丙丁；禁衣溫食熱。病在心，日中慧，夜半甚，平旦靜。

病在脾，癒於秋。秋不癒，甚於春。春不死，持於夏，起於長夏。病在脾，癒於庚辛。庚辛不癒，加於甲乙。甲乙不加，持於丙丁，起於戊己。禁溫衣濕地（《素問》云：禁溫衣飽食，濕地濡衣）。病在脾，日昳慧，平旦（《素問》作日出）甚，下晡靜。

病在肺，癒於冬。冬不癒，甚於夏。夏不死，持於長夏，起於秋。病在肺，癒於壬癸。壬癸不癒，加於丙丁。丙丁不加，持於戊己，起於庚辛。禁寒衣、冷飲食。病在肺，下晡慧，日中甚，夜半靜。

病在腎，癒於春。春不癒，甚於長夏。長夏不死，持於秋，起於冬。病在腎，癒於甲乙。甲乙不癒，加於戊

己。戊己不死，持於庚辛，起於壬癸。禁犯焠煥，無食熱，無溫衣（《素問》作犯焠煥熱食溫灸衣）病在腎，夜半慧，日乘四季甚，下晡靜。

邪氣之客於身也，以勝相加，至其所生而癒，至其所不勝而甚，至其所生而持，自得其位而起。

腎移寒於脾，癰腫少氣。脾移寒於肝，癰腫筋攣。肝移寒於心，狂膈中。心移寒於肺，為肺消，肺消者飲一溲二，死不治。肺移寒於腎，為湧水。湧水者，按其腹下堅，水氣客於大腸，疾行腸鳴濯濯，如囊裹漿，治主肺者。脾移熱於肝，則為驚衄。肝移熱於心則死。心移熱於肺，傳為膈消。肺移熱於腎，傳為柔痙。腎移熱於脾，傳為虛，腸澼死，不可治。胞移熱於膀胱，則癃溺血。膀胱移熱於小腸，膈腸不便，上為口糜。小腸移熱於大腸，為處瘕為沉。大腸移熱於胃，善食而瘦，名曰食㑊，又胃移熱於膽，亦名食㑊。膽移熱於腦，則辛頞鼻淵。鼻淵者，濁涕下不止也。傳為衄衊瞑目，故得之厥氣也。

五臟受氣於其所生，傳之於其所勝，氣舍於其所生，死於其所不勝。病之且死，必先傳其所行至不勝乃死。此言氣之逆行也，故死。

肝受氣於心，傳之於脾，氣舍於腎，至肺而死。心受氣於脾，傳之於肺，氣舍於肝，至腎而死。脾受氣於肺，傳之於腎，氣舍於心，至肝而死。肺受氣於腎，傳之於肝，氣舍於脾，至心而死。腎受氣於肝，傳之於心，氣舍於肺，至脾而死。此皆逆死也。一日一夜五分之，此所以占死者之早暮也。

　　黃帝問曰：余受九針於夫子，而私覽於諸方，或有
導引行氣，按摩灸熨，刺焫飲藥，一者可獨守耶，將盡行
之乎？岐伯對曰：諸方者，眾人之方也，非一人之所盡行
也。曰：此乃所謂守一勿失，萬物畢者也。

　　余已聞陰陽之要，虛實之理，傾移之過，可治之
屬。願聞病之變化，淫傳絕敗而不可治者，可得聞乎？
曰：要乎哉問道，昭乎其如旦醒，窘乎其如夜瞑。能被而
服之，神與俱成。畢將服之，神自得之。生神之理，可著
於竹帛，不可傳之於子孫也。

　　問曰：何謂旦醒？對曰：明於陰陽，如惑之解，如
醉之醒。問曰：何謂夜瞑？對曰：喑乎其無聲，漠乎其無
形。折毛發理，正氣橫傾。淫邪泮衍，血脈傳留。大氣入
臟，腹痛下淫。可以致死，不可以致生。

　　問曰：大氣入臟奈何？對曰：病先發於心，心痛，
一日之肺，而咳。三日之肝脅支滿。五日之脾閉塞不通，
身體重。三日不已，死。冬夜半，夏日中。

　　病先發於肺，喘咳。三日之肝，脅支滿。一日之脾
而身體痛。五日之胃而脹。十日不已，死。冬日入，夏日
出。

　　病先發於肝，頭痛目眩，脅多滿。一日之脾而身體
痛。五日之胃而腹脹。三日之腎，腰脊少腹痛，脛痠。三
日不已，死。冬日中（《素問》作日入），夏早食。

　　病先發於脾，身痛體重。一日之胃而脹。二日之
腎，少腹腰脊痛，脛酸。三日之膀胱，背膂筋痛，小便
閉。十日不已，死。冬入定，夏晏食。

病先發於胃，脹滿。五日之腎，少腹腰脊痛，胻酸。三日之膀胱背膂，筋痛，小便閉。五日而上之心，身重。六日不已，死。冬夜半，夏日昳。

病先發於腎，少腹腰脊痛，胻酸。三日之膀胱背膂，筋痛，小便閉。三日而上之心，心脹。三日之小腸，兩脅支痛。三日不已，死。冬大晨，夏晏晡。（按《靈樞》《素問》云：三日而上之小腸，此云三日而上之心。乃皇甫士安合二書為此篇文也）

病先發於膀胱，小便閉。五日之腎，少腹脹，腰脊痛，胻酸。一日之小腸而腸脹。二日之脾而身體痛。二日不已，死。冬雞鳴，夏下晡。

諸病以次相傳，如是者，皆有死期，不可刺也。

壽夭形診病候耐痛不耐痛大論第十一

黃帝問曰：形有緩急，氣有盛衰，骨有大小，肉有堅脆，皮有厚薄，其以立壽夭奈何？伯高對曰：形與氣相任則壽，不相任則夭。皮與肉相裹則壽，不相裹則夭。血氣經絡勝形則壽，不勝形則夭。

問曰：何謂形緩急？對曰：形充而皮膚緩則壽，形充而皮膚急則夭。形充而脈堅大者順也，形充而脈小以弱者氣衰也，衰則危矣；形充而顴不起者腎小也，小則夭矣；形充而大，肉䐃堅而有分者肉堅，堅則壽矣；形充而大，皮肉五分理不堅者肉脆，脆則夭矣。此天之生命，所以立形定氣而視壽夭者也。必明於此，以立形定氣，而後

可以臨病人，決死生也。

問曰：形氣之相勝，以立壽夭奈何？對曰：平人而氣勝形者壽，病而形肉脫氣勝形者死，形勝氣者危也。

凡五臟者中之守，中盛臟滿，氣勝傷恐者，聲如從室中言，是中氣之濕也。言而微，終日乃復言者，此奪氣也。衣被不斂，言語善惡不避親疏者，此神明之亂也。倉廩不藏者，是門戶不要也。水泉不止者，是膀胱不藏也。得守者生，失守者死。

夫五臟者，身之強也。頭者精明之府，頭傾視深，神將奪矣。背者胸中之府，背曲肩隨，府將壞矣。腰者腎之府，轉搖不能，腎將憊矣。膝者筋之府，屈伸不能，行則僂附，筋將憊矣。骨者髓之府，不能久立，行則掉慄，骨將憊矣。得強則生，失強則死。

岐伯曰：反四時者，有餘者為精，不足為消。應太過，不足為精；應不足，有餘為消。陰陽不相應，病名曰關格。人之骨強筋勁，肉緩皮膚厚者，耐痛。其於針石之痛，火焫亦然。加以黑色而善骨者，耐火焫。堅肉薄皮者，不耐針石之痛，於火焫亦然。同時而傷其身，多熱者易已，多寒者難已。胃厚色黑，大骨肉肥者，皆勝毒。其瘦而薄者，皆不勝毒也。

形氣盛衰大論第十二

黃帝問曰：氣之盛衰，可得聞乎？岐伯對曰：人年十歲（一作十六），五臟始定，血氣已通，其氣在下，故

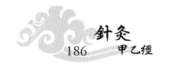
好走。二十歲，血氣始盛，肌肉方長，故好趨。三十歲，五臟大定，肌肉堅固，血脈盛滿，故好步。四十歲，五臟六腑十二經脈皆大盛平定，腠理始開，榮華剝落，鬢髮頒白，平盛不搖，故好坐。五十歲，肝氣始衰，肝葉始薄，膽汁始減，目始不明。六十歲，心氣始衰，乃善憂悲，血氣懈惰，故好臥。七十歲，脾氣虛，皮膚始枯，故四肢不舉。八十歲，肺氣衰，魂魄離散，故言善誤。九十歲，腎氣焦，臟乃萎枯，經脈空虛。至百歲，五臟皆虛，神氣皆去，形骸獨居而終盡矣。

女子七歲，腎氣盛，齒更髮長。二七天水至，任脈通，太衝脈盛，月事以時下，故有子。三七腎氣平均，故真牙生而長極。四七筋骨堅，髮長極，身體盛壯。五七陽明脈衰，面皆焦，髮始白。七七任脈虛，太衝脈衰少，天水竭，地道不通，故形壞而無子耳。

丈夫八歲，腎氣實，髮長齒更。二八腎氣盛，天水至而精氣溢瀉，陰陽和，故能有子。三八腎氣平均，筋骨勁強，故真牙生而長極。四八筋骨隆盛，肌肉滿壯。五八腎氣衰，髮墮齒槁。六八陽氣衰於上，面焦，鬢髮頒白。七八肝氣衰，筋不能動，天水竭，精少，腎氣衰，形體皆極，八八則齒髮去。腎者主水，受五臟六腑之精而藏之，故五臟盛乃能瀉。今五臟皆衰，筋骨懈惰，天水盡矣。故髮鬢頒白，體重，行步不正而無子耳。

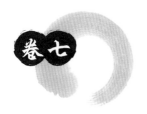

六經受病發傷寒熱病第一（上）

　　黃帝問曰：夫熱病者，皆傷寒之類也，或癒或死，其死皆以六七日之間，其癒皆以十日已上者，何也？

　　岐伯對曰：太陽者，諸陽之屬也。其脈連於風府，故為諸陽主氣。人之傷於寒也，則為病熱，熱雖甚不死；其兩感於寒而病者，必不免於死矣。

　　傷寒一日，太陽受之。故頭項痛，腰脊背強。二日陽明受之。陽明主肉，其脈夾鼻，絡於目，故身熱目疼而鼻乾，不得臥。三日少陽受之。少陽主骨（《素問》作膽），其脈循脅絡於耳，故胸脅痛而耳聾。三陽（《素問》下有經絡二字）皆受病而未入於腑者，故可汗而已。四日太陰受之，太陰脈布胃中，絡於嗌，故腹滿而嗌乾。五日少陰受之，少陰脈貫腎，絡肺，系舌本，故口燥舌乾而渴。六日厥陰受之，厥陰脈循陰器而絡於肝，故煩滿而囊縮。三陰三陽五臟六腑皆受病，營衛不行，五臟不通，則死矣。其不兩感於寒者。七日太陽病衰，頭痛少癒。八日陽明病衰，身熱少癒。九日少陽病衰，耳聾微聞。十日太陰病衰，腹減如故，則思飲食。十一日少陰病衰，渴止（《素問》下有不滿二字），舌乾乃已。十二日厥陰病衰，

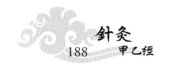

囊縱少腹微下,大氣皆下,其病日已矣。治之各通其臟脈,病日衰已矣。其未滿三日者,可汗而已;其滿三日者,可泄而已。

問曰:熱病已癒,時有所遺者何也?對曰:諸遺者,熱甚而強食,故有所遺。若此者,皆病已衰而熱有所藏,因其穀氣相搏,兩熱相合,故有所遺。治遺者,視其虛實,調其逆順,可使立已。病熱少癒,食肉則復,多食則遺,此其禁也。其兩感於寒者,一日太陽與少陰俱病,則頭痛口乾煩滿;二日陽明與太陰俱病,則腹滿身熱,不欲食,譫語;三日少陽與厥陰俱病,則耳聾囊縮而厥。水漿不入,不知人者,故六日而死矣。

問曰:五臟已傷,六腑不通,營衛不行,如是後三日乃死,何也?對曰:陽明者,十二經脈之長,其血氣盛,故不知人,三日其氣乃盡,故死。

肝熱病者,小便先黃,腹痛多臥,身熱。熱爭則狂言及驚,胸中(《素問》無胸中二字)脅滿痛,手足躁,不得安臥。庚辛甚,甲乙大汗,氣逆則庚辛死。刺足厥陰、少陽。其逆則頭疼貞貞,脈引沖頭痛也。

心熱病者,先不樂,數日乃熱,熱爭則心煩悶(《素問》又有卒心痛三字),善嘔,頭痛面赤,無汗。壬癸甚,丙丁大汗,氣逆則壬癸死。刺手少陰、太陽。

脾熱病者,先頭重頰痛,煩心(《素問》下有顏青二字)欲嘔,身熱。熱爭則腰痛不可用俯仰,腹滿泄,兩頷痛。甲乙甚,戊己大汗,氣逆則甲乙死。刺足太陰、陽明。

　　肺熱病者，先悽悽然厥，起皮毛，惡風寒，舌上黃，身熱。熱爭則喘咳，痛走胸膺背，不得太息，頭痛不甚（《素問》作堪），汗出而寒。丙丁甚，庚辛大汗，氣逆則丙丁死。刺手太陰、陽明，出血如大豆，立已。

　　腎病者，先腰痛胻酸，苦渴數飲，身熱。熱爭則項痛而強，胻寒且酸，足下熱，不欲言，其逆則項痛貞貞（《素問》下有澹澹二字）然。戊己甚，壬癸大汗，氣逆則戊已死。刺足少陰、太陽。諸當汗者，至其所勝日汗甚。

　　肝熱病者，左頰先赤。心熱病者，顏額先赤。脾熱病者，鼻先赤。肺熱病者，右頰先赤。腎熱病者，頤先赤。病雖未發者，見赤色者刺之，名曰治未病。熱病從部所起者，至期而已；其刺之反者，三週而已；重逆則死。

　　諸治熱病，先飲之寒水，乃刺之，必寒衣之，居止寒處，身寒而止。病甚者，為五十九刺。熱病先胸脅痛滿，手足躁，刺足少陽，補足太陰，病甚者為五十九刺。熱病，先身重骨痛，耳聾好瞑，刺足少陰，病甚者為五十九刺。熱病先眩冒而熱，胸脅滿，刺足少陰、少陽。

　　太陽之脈，色榮顴，骨熱病也。榮未夭（《素問》作未交，下同），曰令且得汗，待時自已。與厥陰脈爭見者死，其死不過三日，熱病氣內連腎。少陽之脈，色榮頰前，筋熱病也。榮未夭，日令且得汗，待時自已。與手少陰脈爭見者死，其死不過三日。

　　其熱病氣穴，三椎下間主胸中熱，四椎下間主胃中熱，五椎下間主肝熱，六椎下間主脾熱，七椎下間主腎

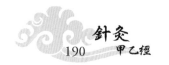

熱。榮在骶也。項上三椎骨陷者中也。頰下逆顴為大瘕，下牙車為腹滿，顴後為脅痛。頰上者，膈上也。

冬傷於寒，春必病溫。夏傷於暑，秋必病瘧。凡病傷寒而成溫者，先夏至日者為病溫，後夏至日者為病暑。暑當與汗皆出，勿止。所謂玄府者，汗孔也。

問曰：《刺節》言徹衣者，盡刺諸陽之奇俞，未有常處，願卒聞之？曰：是陽氣有餘而陰氣不足，陰氣不足則內熱，陽氣有餘則外熱，兩熱相搏，熱於懷炭，衣熱不可近身，身熱不可近席，腠理閉塞而不汗，舌焦，唇槁臘（《黃帝古針經》作槁臘），嗌乾，欲飲。取天府、大杼三痏，刺中膂以去其熱，補手足太陰以去其汗。熱去汗晞，疾於徹衣。

《八十一難》曰：陽虛陰盛，汗出而癒，下之即死；陽盛陰虛，汗出而死，下之即癒。（與經乖錯，於義反倒，不可用也）

問曰：人有四肢熱，逢風寒如炙如火者，何也？對曰：是人陰氣虛，陽氣盛，四肢熱者，陽也。兩陽相得，而陰氣虛少，少水不能滅盛火，而陽氣獨治。獨治者，不能生長也，獨盛而止耳。故逢風如炙如火者，是人當肉爍也。問曰：人身非常溫也，非常熱也，而煩滿者，何也？對曰：陰氣少，陽氣勝，故熱而煩滿。問曰：足太陰、陽明為表裏，脾胃脈也，生病異者，何也？對曰：陰陽異位，更實更虛，更逆更順，或從內，或從外，所從不同，故病異名。

陽者天氣也，主外；陰者地氣也，主內。陽道實，

陰道虛。故犯賊風虛邪者，陽受之，則入腑；食飲不節，起居不時者，陰受之，則入臟。入六腑則身熱不得眠，上為喘呼；入五臟則䐜滿閉塞，下為飧泄，久為腸澼。故喉主天氣，咽主地氣，故陽受風氣，陰受濕氣。故陰氣從足上行至頭，而下行循臂至指端；陽氣從手上行至頭，而下行至足。故曰：陽病者，上行極而下；陰病者，下行極而上。故傷於風者，上先受之；傷於濕者，下先受之也。

六經受病發傷寒熱病第一（中）

黃帝問曰：病熱有所痛者，何也？

岐伯對曰：病熱者陽脈也，以三陽之盛也。人迎一盛在少陽，二盛在太陽，三盛在陽明。夫陽入於陰，故病在頭與腹，乃䐜脹而頭痛也。

問曰：病身熱汗出而煩滿不解者何也？對曰：汗出而身熱者風也，汗出而煩滿不解者厥也，病名曰風厥。太陽為諸陽主氣，故先受邪。少陰其表裏也，得熱則上從，上從則厥。治之表裏刺之，飲之服湯。

問曰：溫病汗出，輒復熱而脈躁疾者，不為汗衰，狂言不能食，病名曰何？對曰：名曰陰陽交，交者死。人所以汗出者，皆生於穀，穀生於精。今邪氣交爭於骨肉而得汗者，是邪退精勝，精勝則當能食而不復熱。復熱者邪氣也，汗者精氣也，今汗出而輒復熱者，是邪勝也。不能食者，精無，裨也，熱而留者，壽可立而傾也。夫汗出而脈躁盛者死，今脈不與汗相應，此不勝其病，其死明矣。

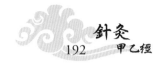

狂言者是失志,失志者死。此有三死,不見一生,雖瘉必死。病風且寒且熱,炅汗出,一日數欠,先刺諸分理絡脈。汗出且寒且熱,三日一刺,百日而已。

問曰:何謂虛實?對曰:邪氣盛則實,精氣奪則虛。重實者內大熱,病氣熱,脈滿,是謂重實。問曰:經絡俱實何如?對曰:經絡皆實,是寸脈急而尺緩也,皆當俱治。故曰滑則順,澀則逆。夫虛實者,皆從其物類治(《素問》作始),故五臟骨肉滑利,可以久長。寒氣暴上,脈滿而實,實而滑順則生,實而逆則死。盡滿者,脈急大堅,尺滿而不應也。如是者,順則生,逆則死。所謂順者,手足溫,所謂逆者,手足寒也。

問曰:何謂重虛?對曰:脈虛、氣虛、尺虛,是謂重虛也。所謂氣虛者,言無常也;尺虛者,行步惟然也;脈虛者,不像陰也。如此者,滑則生,澀則死。氣虛者肺虛也,氣逆者足寒也。非其時則生,當其時則死,餘臟皆如此也。脈實滿,手足寒,頭熱者,春秋則生,冬夏則死。脈浮而澀,澀而身有熱者死。絡氣不足,經氣有餘者,脈口熱而尺寒,秋冬為逆,春夏為順,治主病者。經虛絡滿者,尺熱滿,脈口寒澀。春夏死,秋冬生。絡滿經虛,灸陰刺陽;經滿絡虛,刺陰灸陽。

問曰:秋冬無極陰,春夏無極陽者,何謂也?對曰:無極陽者,春夏無數虛陽明,陽明虛則狂;無極陰者,秋冬無數虛太陰,太陰虛則死。春亟治經絡,夏亟治經俞,秋亟治六腑,冬則閉塞,治用藥而少針石。所謂少針石者,非癰疽之謂也。

　　熱病始手臂者，先取手陽明、太陰而汗出。始頭首者，先取項太陽而汗出。始足脛者，先取足陽明而汗出。臂太陰（《靈樞》作陽），可出汗，足陽明可出汗。取陰而汗出甚者止之陽，取陽而汗出甚者，止之陰。振寒悽悽，鼓頷不得汗出，腹脹煩悶，取手太陰。

　　熱病三日，氣口靜，人迎躁者，取之諸陽，五十九刺，以瀉其熱而出其汗，實其陰以補其不足。身熱甚，陰陽皆靜者，勿刺之。其可刺者，急取之，不汗則泄。所謂勿刺，皆有死徵也。

　　熱病七日八日，脈口動喘而眩者，急刺之，汗且自出，淺刺手大指間。

　　熱病七日八日，脈微小，病者溲血，口中乾，一日半而死，脈代者一日死。熱病已得汗而脈尚躁（一本作盛），喘且復熱，勿庸刺，喘盛者必死。

　　熱病七日八日，脈不躁，不散數，後三日中有汗，三日不汗，四日死。未汗勿庸刺。

　　熱病先膚痛，窒鼻充面，取之皮，以第一針，五十九刺。苛鼻乾（《靈樞》作疹皯），索於皮肺，不得，索之於火，火者心也。

　　熱病先身澀煩而熱，煩悶，唇嗌乾，取之皮，以第一針，五十九刺。熱病膚脹，口乾，寒汗出。索脈於心，不得，索之於水，水者，腎也。

　　熱病嗌乾多飲，善驚，臥不能安，取之膚肉，以第六針，五十九刺。目眥赤（《靈樞》作青），索肉於脾，不得，索之於木，木者肝也。

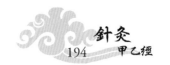

熱病而胸脅痛（《靈樞》作面青腦痛），手足躁，取之筋間，以第四針，針於四逆。筋躄目浸，索筋於肝，不得索之於金，金者肺也。

熱病數驚，瘛瘲而狂，取之脈，以第四針急瀉有餘者。癲疾毛髮去，索血於心，不得索之於腎，腎者，水也。

熱病身重骨痛，耳聾好瞑，取之骨，以第四針，五十九刺。骨病不食，齧齒耳青赤，索骨於腎，不得索之於土，土者，脾也。

熱病不知所病，耳聾，不能自收，口乾，陽熱甚，陰頗有寒者，熱在髓也，死不治。

熱病頭痛顳顬，目脈緊（一本作瘛），善衄，厥熱病也。取之以第三針，視有餘不足。寒熱痔（一作痛），熱病體重，腸中熱，取之以第四針於其俞及下諸指間，索氣於胃絡得氣也。

熱病夾臍急痛，胸脅滿，取之湧泉與陰陵泉，以第四針針嗌裏。熱病而汗日出，及脈順可汗者，取魚際、太淵、大都、太白，瀉之則熱去，補之則汗出。汗出太甚，取內踝上橫脈以止之。

熱病已得汗而脈尚躁盛者，此陰脈之極也，死；其得汗而脈靜者，生。

熱病脈常躁盛而不得汗者，此陽脈之極也，死；其脈躁盛得汗而脈靜者，生。

厥，夾脊而痛，主頭項几几，目䀮䀮然，腰脊強，取足太陽膕中血絡。嗌乾，口熱如膠，取足少陰。

熱病死候有九：一曰，汗不出，大顴發赤者死（《太素》云汗不出，太顴發赤者，必不反而死）；二曰，泄而腹滿甚者死；三曰，目不明，熱不已者死；四曰，老人嬰兒，熱而腹滿者死；五曰，汗不出嘔血（《靈樞》作嘔，下血）者死；六曰，舌本爛，熱不已者死；七曰，欬而衄，汗出，出不至足者死；八曰，髓熱者死；九曰，熱而痙者死。熱而痙者，腰反折瘈瘲，齒噤齘也。凡此九者，不可刺也。

所謂五十九刺者，兩手內外側各三，凡十二病；五指間各一，凡八痏；足亦如是；頭入髮際一寸旁三分各三，凡六痏；更入髮際三寸邊五，凡十痏；耳前後口下者各一，項中一，凡六痏；顛上一，囟會一，髮際一，廉泉一，風池二，天柱二。

素問曰：五十九者，頭上五行行五者，以越諸陽之熱逆也。大杼、膺俞、缺盆、背椎，此八者以瀉胸中之熱（一作陽）；氣衝、三里、巨虛、上下廉，此八者以瀉胃中之熱；雲門、髃骨、委中、髓空，此八者以瀉四肢之熱；五臟俞旁五，此十者，以瀉五臟之熱。凡此五十九者，皆熱之左右也。

頭腦中寒，鼻衄目泣出，神庭主之（《千金》作寒熱頭痛）。

頭痛身熱，鼻窒，喘息不利，煩滿汗不出，曲差主之。

頭痛目眩，頸項強急，胸脅相引，不得傾側，本神主之。

熱病（《千金》下有煩滿二字）汗不出，上星主之，

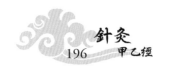

先取譩譆，後取天牖、風池。

熱病汗不出而苦嘔煩心，承光主之。

頭項痛重，暫起僵仆，鼻窒鼽衄，喘息不得通，通天主之。

頭項惡風·汗不出，悽厥惡寒，嘔吐，目系急，痛引額，頭重項痛，玉枕主之。

煩清（《千金》作忘嚙視），不得視，口沫泣出，兩目眉頭痛，臨泣主之。

腦風頭痛，惡見風寒，鼽衄鼻窒，喘息不通，承靈主之。

頭痛身熱，引兩頷急（一作痛），腦空主之。

醉酒風熱，兩角（一作兩目）眩痛，不能飲食。煩滿嘔吐，率谷主之（《千金》作此條置風篇）。

項強刺暗門。熱病汗不出，天柱及風池、商陽、關衝、腋門主之。

頸痛項不得顧，目泣出，多眵曉，鼻鼽衄，目內眥赤痛，氣厥耳目不明，咽喉僂引項筋攣不收，風池主之。

傷寒熱盛，煩嘔，大椎主之。

頭重目瞑，慎厥寒熱，汗不出，陶道主之。

身熱頭痛，進退往來，神道主之。

頭痛如破，身熱如火，汗不出，瘛瘲，（《千金》作頭痛，寒熱，汗不出，惡寒）裏急，腰腹相引痛，命門主之。

頸項痛不可以俯仰，頭痛振寒，瘛瘲，氣實則脅滿，夾脊有並氣，熱，汗不出，腰背痛，大杼主之。

風眩頭痛，鼻不利，時嚏，清涕自出，風門主之。

悽悽振寒，數欠伸，膈俞主之。

熱病汗不出，上髎及孔最主之（《千金》作臂厥，熱病汗不出，皆灸刺之，此穴可以出汗）。

肩髆間急，淒厥惡寒，魄戶主之。

項背痛引頸，魄戶主之。

肩痛，胸腹滿，淒厥，脊背急強，神堂主之。

喘逆，鼽衄，肩胛內廉痛，不可俯仰，胂季脅引少腹而痛脹，譩譆主之。

背痛惡寒，脊強俯仰難，食不下，嘔吐多涎，膈俞主之（《千金》作陽關）。

胸脅脹滿，背痛，惡風寒，飲食不下，嘔吐不留住，魂門主之。

善嚏，頭痛身熱，頷厭主之。

熱病頭痛引目外眥而急，煩滿汗不出，引頷齒，面赤皮痛，懸釐主之（《千金》有熱病頭痛身重懸顱主之）。

熱病偏頭痛，引目外眥，懸釐主之。

頭目瞳子痛，不可以視，夾項強急，不可以顧，陽白主之。

頭風痛，鼻鼽衄，眉頭痛，善嚏，目如欲脫，汗出寒熱，面赤頰中痛，項椎不可左右顧，目系急，瘈瘲，攢竹主之。

寒熱，使厥鼓頷，承漿主之。

身熱痛，胸脅痛不可反側，顧息主之。

肩背痛，寒熱，瘰癧適頸，有大氣，暴聾氣蒙瞀，耳目不開，頭頷痛，淚出，鼻衄不得息，不知香臭，風眩

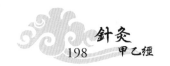
喉痺，天牖主之。

熱病胸中澹澹，腹滿暴痛，恍惚不知人，手清，少腹滿（《千金》作心復），瘈瘲，心疝，氣滿不得息，巨闕主之。

頭眩病身熱，汗不出（《千金》作煩滿汗不出），上脘主之。

身寒熱，陰都主之。

熱病象瘧，振栗鼓頷，腹脹睥睨，喉中鳴，少商主之。

寒厥及熱煩心，少氣不足以息，陰濕癢，腹痛不可以食飲，肘攣支滿，喉中焦乾渴，魚際主之。

熱病振栗鼓頷，腹滿陰萎，欲引尻溺出，虛也。膈中虛，食飲嘔，身熱汗不出，數唾，血下，肩背寒熱，脫色，目泣出，皆虛也。刺魚際補之。

病溫身熱，五日已上，汗不出，刺太淵。留針一時，取之。若未滿五日，禁不可刺也。

熱病先手臂瘈瘲，唇口聚鼻張，目下汗出如轉珠，兩乳下二寸堅，脅滿，悸，列缺主之。

六經受病發傷寒熱病第一（下）

振寒瘈瘲，手不伸，咳嗽唾濁，氣膈善嘔，鼓頷，不得汗，煩滿身痛（《千金》作身心痛），因為瘈衄，尺澤主之。左窒刺右，右窒刺左。

兩脅下痛，嘔泄，上下出，胸滿短氣，不得汗，補

手太陰以出之。熱病煩心，心悶而汗不出，掌中熱，心痛，身熱如火，浸淫煩滿，舌本痛，中衝主之（《千金》作天髎）。

熱病發熱，煩滿而欲嘔噦，三日以往不得汗，怵惕，胸脅痛，不可反側，欬滿溺赤，大便血，衄不止，嘔吐血，氣逆，噫不止，嗌中痛，食不下，善渴，舌中爛，掌中熱，欲嘔，勞宮主之。

熱病煩心而汗不止，肘攣腋腫，善笑不休，心中痛，目赤黃，小便如血，欲嘔，胸中熱，苦不樂，太息，喉痺嗌乾，喘逆，身熱如火，頭痛如破，短氣胸痛，大陵主之。

熱病煩心，善嘔，胸中澹澹，善動而熱，間使主之。面赤皮熱，熱病汗不出，中風熱，目赤黃，肘攣腋腫，實則心暴痛，虛則煩心，心惕惕不能動，失智，內關主之。

心澹澹然，善驚，身熱，煩心，口乾，手清，逆氣，嘔（《千金》作噪）血，肘瘈，善搖頭，顏青，汗出不過肩，傷寒溫病，曲澤主之。

多臥善唾，肩髃痛寒，鼻鼽赤多血，浸淫起面，身熱，喉痺如哽，目眥傷，忽振寒，肩疼，二間主之。

鼻鼽衄，熱病汗不出，瞼目，目痛瞑，頭痛，齲齒痛，泣出，厥逆頭痛，胸滿不得息，陽谿主之。

熱病腸澼，臑肘臂痛，虛則氣膈滿，肩（一作手）不舉，吐舌，戾頸，妄言，陽谿主之。

傷寒，寒熱頭痛，噦衄，肩不舉，溫溜主之。

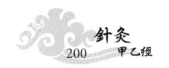

傷寒餘熱不盡，曲池主之。

頭痛振寒，清冷淵主之。

頭痛，項背急，消濼主之。

振寒，小指不用，寒熱汗不出，頭痛，喉痺舌捲，小指之間熱，口中熱，煩心心痛，臂內廉及脅痛，聾，咳，瘈瘲，口乾，頭痛不可顧，少澤主之。

振寒寒熱，肩臑肘臂痛，頭不可顧，煩滿身熱，惡寒，目赤痛，眥爛，生翳膜，暴痛，衄衊，發聾，臂重痛，肘攣痂疥，胸中引臑，泣出而驚，頸項強，身寒，頭不可以顧，後谿主之。

熱病汗不出，胸痛不得息，頷腫，寒熱，耳鳴，聾無所聞，陽谷主之。

泄風汗出，腰項急，不可以左右顧及俯仰，肩弛肘廢，目痛，痂疥，生疣，瘈瘲，頭炫目痛，陽谷主之。

振寒寒熱，頸項腫，實則肘攣，頭項痛，狂易，虛則生疣，小者痂疥，支正主之。

風眩頭痛，小海主之。

氣喘，熱病衄不止，煩心善悲，腹脹，逆息熱氣，足脛中寒，不得臥，氣滿胸中熱，暴泄，仰息，足下寒，中悶，嘔吐，不欲食飲，隱白主之。

熱病汗不出且厥，手足清，暴泄，心腹脹痛，心尤痛甚，此胃心痛也，大都主之，並取隱白，腹滿善嘔煩悶，此皆主之。

熱病先頭重顏痛，煩悶身熱，熱爭則腰痛不可以俯仰，腹滿，兩頷痛甚，善泄，饑不欲食，善噫，熱中，足

清，腹脹，食不化，善嘔，泄有膿血，若嘔無所出，先取三里，後取太白、章門主之。

熱病滿悶不得臥（《千金》云：不得臥，身重骨痛不相知），太白主之。

熱中少氣，厥陽寒，灸之熱去。煩心不嗜食，咳而短氣，善喘，喉痹身熱，脊脅相引，忽忽善忘，湧泉主之。

熱痛煩心，足寒清多汗，先取然谷，後取太谿，大指間動脈，皆先補之。

目痛引眥，少腹偏痛，背傴瘻瘲，視昏嗜臥，照海主之，瀉左陰蹻，取足左右少陰俞，先刺陰蹻，後刺少陰，氣在橫骨上。

熱病汗不出，默默嗜臥，溺黃，少腹熱，嗌中痛，腹脹內腫，滋心痛如銀針刺，太谿主之。手足寒至節，喘息者死。

熱病刺然谷（《千金》作陷谷），足先寒，寒上至膝乃出針。

善齧頰齒脣，熱病汗不出，口中熱痛，衝陽主之，胃脘痛，時寒熱，皆主之。

熱病汗不出，善噫腹脹滿，胃熱譫語，解谿主之。

厥頭痛，面浮腫，煩心，狂見鬼，善笑不休，發於外有所大喜，喉痹不能言，豐隆主之。

陽厥悽悽而寒，少腹堅，頭痛，脛股腹痛，消中，小便不利，善嘔，三里主之。

脅痛欬逆，不得息，竅陰主之，及爪甲與肉交者，

左取右，右取左，立已，不已復取。

手足清，煩熱汗不出，手肢轉筋，頭痛如錐刺之，循熱不可以動，動益煩心，喉痺，舌捲乾，臂內廉不可及頭，耳聾鳴，竅陰皆主之。

膝外廉痛，熱病汗不出，目外眥赤痛，頭眩，兩頷痛，寒逆泣出，耳鳴聾，多汗，目癢，胸中痛，不可反側，痛無常處，俠谿主之。

厥四逆，喘，氣滿，風，身汗出而清，髖髀中痛，不可得行，足外皮痛，臨泣主之。

目視不明，振寒，目翳，瞳子不見，腰兩脅痛，腳酸轉筋，丘墟主之。

身懈，寒少氣，熱甚惡人，心惕惕然，取飛揚及絕骨、跗上臨泣，立已。淫濼脛酸，熱病汗不出，皆主之。

頭重鼻衄及瘈瘲，汗不出，煩心，足下熱，不欲近衣，項痛，目翳，鼻及小便皆不利，至陰主之。

身疼痛，善驚，互引鼻衄，通谷主之。

暴病頭痛，身熱痛，肌肉動，耳聾惡風，目眥爛赤，項不可以顧，髀樞痛，泄，腸澼，束骨主之。

衄衊血不止，淫濼，頭痛，目白翳，跟尻瘈，頭頂腫痛，泄注，上搶心，目赤眥爛無所見，痛從內眥始，腹滿，頸項強，腰脊不可俯仰，眩，心痛，肩背相引，如從後觸之狀，身寒從脛起京骨主之。

下部寒，熱病汗不出，體重，逆氣頭眩，飛揚主之。

衄衊，腰脊、腳踹疫重，戰栗不能久立，踹如裂，腳跟急痛，足攣引少腹痛，喉咽痛，大便難，膜脹，承山

主之。

熱病俠脊痛，委中主之。

足陽明脈病發熱狂走第二

黃帝問曰：足陽明之脈病，惡人與火，聞木音則惕然而驚，欲獨閉戶牖而處，願聞其故。岐伯對曰：陽明者胃脈也，胃土也，聞木音而驚者，土惡木也。陽明主肌肉，其血氣盛，邪客之則熱，熱甚則惡火。陽明厥則喘悶，悶則惡人。陰陽相搏，陽盡陰盛，故欲獨閉戶牖而處（按：陰陽相薄至此，本《素問》脈解篇，士安移續於此）。問曰：或喘而生者，或喘而死者，何也？對曰：厥逆連藏則死，連經則生。

問曰：病甚則棄衣而走，登高而歌，或至不食數日，越垣上屋，非其素所能，病反能者何也？對曰：陰陽爭而外並於陽。邪盛則四肢實，實則能登高而歌。熱盛於身，故棄衣而欲走。陽盛，故妄言，罵詈不避親疏。大熱遍身，故狂言而妄見妄聞，視足陽明及大絡取之，虛者補之，血如實者瀉之。因令偃臥，居其頭前，以兩手四指按其頸動脈久持之，捲而切推之，下至缺盆中，復上如前，熱去乃已，此所謂推而散之者也。

身熱狂走，譫語見鬼，瘈瘲，身柱主之。

狂，妄言，怒惡火，善罵詈，巨闕主之。

熱病汗不出，衄衊，眩，時仆面浮腫，足脛寒，不得臥，振寒，惡人與木音，喉痺齲齒，惡風，鼻不利，多

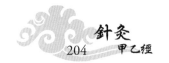

臥善驚，厲兌主之。

四厥手足悶者，使人久持之，厥熱脛痛，腹脹，皮痛，善伸數欠，惡人與木音，振寒，嗌中引外痛，熱病汗不出，下齒痛，惡寒目急，喘滿寒栗，齗，口噤噼，不嗜食，內庭主之。

狂歌妄言，怒，惡人與火，罵詈，三里主之。

陽衰發熱厥陽衰發寒厥第三

黃帝問曰：厥之寒熱者，何也？岐伯對曰：陽氣衰於下則為寒厥，陰氣衰於下則為熱厥。問曰：熱厥必起於足下者，何也？對曰：陽氣起於足五指之表。陰脈者，集於足下而聚於足心，故陽勝則足下熱。

問曰：寒厥必起於五指而上於膝者，何也？對曰：陰氣起於五指之裏，集於膝下而聚於膝上，故陰氣盛則從五指至膝上寒。其寒也，不從外，皆從內。

問曰：寒厥何失而然也？對曰：厥陰者，宗筋之所聚（《素問》作前陰者，宗筋之所聚也），太陰、陽明之所合。春夏則陽氣多而陰氣少，秋冬則陰氣盛而陽氣衰。此人質壯，以秋冬奪於所用，下氣上爭不能復，精氣溢下，邪氣從而上之。所中（《素問》所中二字作氣因於中）陽氣衰，不能滲營其經絡，陽氣日損，陰氣獨在，故手足為之寒。

問曰：熱厥何如？對曰：酒入於胃，則絡脈滿而經脈虛。脾主為胃行其津液者也。陰氣虛則陽氣入，陽氣入

則胃不和，胃不和則精氣竭，精氣竭則不營其四肢。此人必數醉，若飽以入房，氣聚於脾中不得散，酒氣與穀氣相搏，熱遍於身，內熱而溺赤。夫酒氣盛而慓悍，腎氣日衰，陽氣獨盛，故手足為之熱。

問曰：厥或令人腹滿，或令人暴不知人，或至半日，遠至一日乃知人者，何謂也？對曰：陰氣盛於上則下虛，下虛則腹滿，腹滿則下氣重上而邪氣逆，逆則陽氣亂，陽氣亂則不知人矣。

太陽之厥則腫首頭重，足不能行，發為眴仆。陽明之厥，則癲疾欲走呼，腹滿不得臥，面赤而熱，妄見妄言。少陽之厥，則暴聾頰腫而熱，脅痛，𬱟不可以運。太陰之厥，則腹滿䐜脹，後不利，不欲食，食則嘔，不得臥。少陰之厥，則舌乾溺赤，腹滿心痛。厥陰之厥，則少腹腫痛，腹脹，涇溲不利，好臥屈膝，陰縮，䯒內熱。盛則瀉之，虛則補之，不盛不虛，以經取之。

請言解論，與天地相應，四時相副，人參天地，故可為解。下有漸洳，上生蒲葦，此所以知氣形之多少也。陰陽者，寒暑也，熱則滋雨而在上，根莖少汁，人氣在外，皮膚緩，腠理開，血氣盛，汗大泄，皮淖澤。寒則地凍水冰，人氣在中，皮膚致，腠理閉，汗不泄，血氣強，皮堅澀。當是之時，善行水者，不能往冰；善穿地者，不能鑿凍。

夫善用針者，亦不能取四逆，血脈凝結，堅搏不往來，亦不可即柔。故行水者，必待天溫冰釋，穿地者，必待凍解，而後地可穿。人脈猶是，治厥者，必先熨火以調

和其經，掌與腋，肘與腳，項與脊，以調其氣。火道已通，血脈乃行。後視其病，脈淖澤者，刺而平之，堅緊者，破而決之，氣下乃止，此所謂解結。

用針之類，在於調氣。氣積於胃，以通營衛，各行其道。宗氣留積在海，其下者注於氣街，上行者注於息道。故厥在足，宗氣不下，脈中之血凝而留止，弗之火調，針弗能取。用針者，必先察其經絡之虛實，切而循之，按而彈之，視其應動者，乃後取而下之。六經調者，謂之不病，雖病謂之自已。一經上實下虛而不通者，此必有橫絡盛加於大經，令之不通。視而瀉之，通而決之，是所謂解結者也。上寒下熱，先刺其項太陽，久留之，已刺則火熨項與肩胛，令熱下冷乃止，所謂推而上之者也。上熱下寒，視其虛脈而陷下於經絡者取之，氣下而止，所謂引而下之者也。

刺熱厥者，留針反為熱，刺熱厥者，二陰一陽；刺寒厥者，一陰二陽。所謂二陰者，二刺陰；所謂二陽者，二刺陽。熱厥取太陰、少陽。寒厥取陽明、少陰，於足留之。

厥，胸滿面腫者，肩中熱，暴言難，甚則不能言，取足陽明。厥氣走喉而不言，手足微滿清，大便不利，取足少陰。厥而腹膨膨，多寒氣，腹中嚘嚘（《九墟》作榮），便溲難，取足太陰。

厥逆為病，足暴清，胸中若將裂，腹腸若以刀切之，䐜而不食，脈大皆澀，緩取足少陰，清取足陽明，清則補之，溫則瀉之；厥逆腹滿脹，腸鳴，胸滿不得息，取

之下胸三肋間，咳而動應手者，與背俞以指按之立快。

足厥喘逆，足下清至膝，湧泉主之。

太陽中風感於寒濕發痙第四

熱病而痙者，腰反折，瘈瘲，齒噤齘。

張仲景曰：太陽病，其證備，其身體強，几几然，脈反沉遲者，此為痙。夫痙脈來，按之築築而弦，直上下行。剛痙為病，胸滿口噤，臥不著席，腳攣急，其人必齘齒。病發熱，脈沉細為痙。痙家其脈伏堅，直上下。太陽病，發熱無汗，惡寒，此為剛痙。太陽病，發熱汗出，不惡寒，此為柔痙。太陽中濕病痙，其脈沉，與筋平。太陽病，無汗，小便少，氣上衝胸，口噤不能語，欲作剛痙。然剛痙太陽中風感於寒濕者也，其脈往來進退，以沉遲細，異於傷寒熱病。其治不宜發汗，針灸為嘉。治之以藥者，可服葛根湯。

風痙身反折，先取太陽及膕中，及血絡出血，痙中有寒，取三里。痙，取之陰蹻及三毛上，及血絡出血。

痙，取囟會、百會，及天柱、膈俞、上關，光明主之。

痙，目不眴，刺腦戶。

痙，脊強反折，瘈瘲，癲疾頭重，五處主之。

痙，互引善驚，太衝主之。

痙反折，心痛，形氣短，尻臀澀，小便黃閉，長強主之。

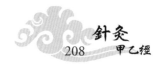

　痙，脊強互引，惡風時振栗，喉痺，大氣滿，喘，胸中鬱鬱，氣熱，�眩，項強，寒熱，僵仆不能久立，煩滿裏急，身不安席，大杼主之。

　痙，筋痛急，互引，肝俞主之。

　熱痙，脾俞及腎俞主之。

　熱痙互引，汗不出反折，尻臀內痛似癉瘧狀，膀胱俞主之。

　痙，反折互引，腹脹腋攣，背中快快，引脅痛，內引心，中膂內，肺俞主之。又刺陽明，從項而數背椎夾脊膂而痛，按之應手者，刺之尺澤，三痏立已。

　痙，互引身熱，然谷、譩譆主之。

　痙，反目憎風，刺絲竹空主之。

　痙，互引，唇吻強，兌端主之。

　痙，煩滿，齦交主之。

　痙，口噤，互引口乾，小便赤黃，或時不禁，承漿主之。

　痙，口噤，大迎主之。痙不能言，翳風主之。

　痙，先取太谿，後取太倉之原主之。

　痙，脊強裏緊，腹中拘痛，水分主之。

　痙，脊強，口不開，多唾，大便難，石關主之。

　痙，脊強反折，京門主之。

　痙，腹大堅，不得息，期門主之。

　痙，上氣，魚際主之。

　痙，互引，腕骨主之。熱病汗不出，善嘔苦，痙身反折，口噤，善鼓頷，腰痛不可以顧，顧而有似拔者，善

悲，上下取之出血，見血立已。痙身反折，口噤喉痺不能言，三里主之。

痙，驚互引，腳如結，踹如裂，束骨主之。

痙，目反白多，鼻不通利，涕黃更衣，京骨主之。

痙，脊強，項眩通，腳如結，踹如裂，崑崙主之。

痙，互折，飛揚主之。

陰陽相移發三瘧第五

黃帝問曰：夫瘧疾皆生於風，其以日作，以時發者，何也？岐伯對曰：瘧之始發，先起於毫毛，欠伸乃作，寒栗鼓頷，腰脊俱痛，寒去則內外俱熱，頭痛如破，渴欲飲水。

問曰：何氣使然？對曰：陰陽上下交爭，虛實更作，陰陽相移也。陽並於陰，則陰實而陽虛。陽明虛則寒栗鼓頷也；太陽虛則腰背頭項痛；三陽俱虛則陰氣勝，陰氣勝則骨寒而痛，寒生於內，故中外皆寒。陽勝則外熱，陰虛則內熱，內外皆熱則喘渴，故欲冷飲。此皆得之夏傷於暑，熱氣盛，藏於皮膚之內，腸胃之外，此營氣之所舍也。今人汗出空疏，腠理開，因得秋氣，汗出遇風，得浴，水氣舍於皮膚之內，與衛氣並居。衛氣者，晝行於陽，夜行於陰，此氣得陽而外出，得陰而內薄，內外相薄，是以日作。

問曰：其間日而作者何也？對曰：其氣之舍深，內薄於陰，陽氣獨發，陰邪內著，陰與陽爭不得出，是以間

日而作。問曰：其作日晏與其日早，何氣使然？對曰：邪氣客於風府，循膂而下，衛氣一日一夜，大會於風府，其明日日下一節，故其作也晏。此先客於脊背，每至於風府則腠理開，腠理開則邪氣入，邪氣入則病作，以此日作稍益晏也。其出於風府，日下一節，二十一日下至骶骨，二十二日入於脊內，注於太衝之脈，其氣上行九日，出於缺盆之中，其氣日高，故作日益早。其間日發者，由邪氣內薄於五臟，橫連募原，其道遠，其氣深，其行遲，不能與營氣俱行，不能偕出，故間日乃作。

問曰：衛氣每至於風府，腠理乃發，發則邪入，入則病作。今衛氣日下一節，其氣之發，不當風府，其日作奈何？對曰：風無常府，衛氣之所發，必開其腠理，邪氣之所合則其病作。

問曰：風之與瘧相似同類，而風獨常在，瘧得有時休者，何也？對曰：風氣常留其處故常在，瘧氣隨經絡次而內薄，故衛氣應乃作。

問曰：瘧先寒而後熱者何也？對曰：夏傷於大暑，汗大出，腠理開發，因遇風，夏氣悽滄之水寒迫之，藏於腠理及皮膚之中，秋傷於風，則病成矣。夫寒者陰氣也，風者陽氣也，先傷於寒而後傷於風，故先寒而後熱，病以時作，名曰寒瘧也。

問曰：先熱而後寒者何也？對曰：此先傷於風，後傷於寒，故先熱而後寒，亦以時作，名曰溫瘧也。其但熱而不寒者，陰氣先絕，陽氣獨發，則熱而少氣煩冤，手足熱而欲嘔者，名曰癉瘧。

問曰：經言有餘者瀉之，不足者補之。今熱為有餘，寒為不足。夫瘧之寒，湯火不能溫，及其熱，冰水不能寒，此皆有餘不足之類。當此之時，良工不能止，必待其自衰乃刺之，何也？對曰：經言無刺熇熇之熱，無刺渾渾之脈，無刺漉漉之汗，為其病逆，未可治也。

夫瘧之始發也，陽氣並於陰。當是之時，陽虛陰盛而外無氣，故先寒栗也。陰氣逆極，則復出之陽，陽與陰並於外，則陰虛而陽實，故先熱而渴。夫瘧並於陽則陽勝，並於陰則陰勝；陰勝者則寒，陽勝者則熱。熱瘧者，風寒氣不常也，病極則復至。病之發也，如火之熱，如風雨不可當也。故經曰：方其盛必毀，因其衰也，事必大昌。此之謂也。

夫瘧之未發也，陰未並陽，陽未並陰，因而調之，真氣乃安，邪氣乃亡。故工不能治已發，為其氣逆也。瘧之且發也，陰陽之且移也，必從四末始。陽已傷，陰從之，故氣未並，先其時堅束其處，令邪氣不得入，陰氣不得出，審候見之。在孫絡盛堅而血者，皆取之，此其往而未得並者也。

問曰：瘧不發其應何也？對曰：瘧者，必更盛更虛，隨氣之所在，病在陽，則熱而脈躁；在陰，則寒而脈靜；極則陰陽俱衰，衛氣相離，故病得休；衛氣集，則復病。問曰：時有間二日或至數日發，或渴或不渴，其故何也？對曰：其間日，邪氣與衛氣客於六府而相失，時不相得，故休數日乃發也。陰陽更勝，或甚或不甚，故或渴或不渴。問曰：夏傷於暑，秋必病瘧，今不必應者，何也？

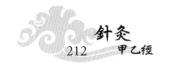

對曰：此應四時也。其病異形者，反四時也。其以秋病者寒甚，以冬病者寒不甚，以春病者惡風，以夏病者多汗。

問曰：溫瘧與寒瘧者，皆安舍？其在何臟？對曰：溫瘧者，得之於冬，中於風寒，寒氣藏於骨髓之中，至春則陽氣大發，寒氣不能出，因遇大暑，腦髓鑠，肌肉消，腠理發泄，或有所用力，邪氣與汗皆出，此病藏在腎，其氣先從內出之於外。如是者，陰虛而陽盛，陽盛則陰衰矣。衰則氣反覆入，復入則陽虛，陽虛則寒矣。故先熱而後寒，名曰溫瘧。

問曰：癉瘧何如？對曰：肺素有熱，氣盛於身，厥氣逆上，中氣實而不外泄，因有所用力，腠理開，風寒舍於皮膚之內分肉之間而發，發則陽氣盛，陽氣盛而不衰則病矣。其氣不及之陰，故但熱而不寒，氣內藏於心而外舍分肉之間，令人消鑠脫肉，故名曰癉瘧。

瘧脈滿大急，刺背俞，用中針旁五胠俞各一遍，肥瘦出血。瘧脈小實急，灸脛少陰，刺指井。瘧脈緩大虛，便用藥，不宜用針。凡治瘧，先發如食頃，乃可以治，過之則失時。

一、瘧不渴，間日而作，《九卷》曰，取足陽明，《素問》刺太陽。渴而間日作，《九卷》曰，取手少陽，《素問》刺足少陽。

二、溫瘧汗不出，為五十九刺。

三、足太陽瘧，令人腰痛頭重，寒從背起，先寒後熱渴，渴止汗乃出，難已，間日作，刺膕中出血。

四、足少陽瘧，令人身體解㑊，寒不甚，惡見人，

心惕惕然，熱多汗出甚，刺足少陽。

五、足陽明瘧，令人先寒，灑淅灑淅，寒甚久乃熱，熱去汗出，喜見日月光火氣乃快然，刺陽明跗上，及調衝陽。

六、足太陽瘧，令人不樂，好太息，不嗜食，多寒少熱，汗出，病至則善嘔，嘔已乃衰，即取之足太陰。

七、足少陰瘧，令人嘔吐甚，多寒少熱，欲閉戶牖而處，其病難已，取太谿。

八、足厥陰瘧，令人腰痛，少腹滿，小便不利如癃狀，非癃也。數便，意恐懼氣不足，腹中悒悒，刺足厥陰。

九、肺瘧，令人心寒，甚寒熱，熱間善驚，如有所見者，刺手太陰、陽明。

十、心瘧，令人煩心甚，欲得見清水，寒多（《素問》作反寒多），不甚熱，刺手少陰，是謂神門。

十一、肝瘧，令人色蒼蒼然，其狀若死者，刺足厥陰見血。

十二、脾瘧，令人病寒，腹中痛，熱則腸中鳴，鳴已汗出，刺足太陰。

十三、腎瘧，令人悽悽然（《素問》作灑灑然），腰脊痛宛轉，大便難，目眴眴然，手足寒，刺足太陽、少陰。

十四、胃瘧，令人且病寒，善饑而不能食，食而支滿腹大，刺足陽明、太陰橫脈出血。

十五、瘧發身熱，刺跗上動脈，開其空，出血立寒。

十六、瘧方欲寒，刺手陽明、太陰，足陽明、太陰。

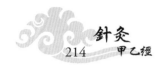

十七、諸瘧如脈不見者，刺十指間出血，血去必已。先視身之赤如小豆者，盡取之。

十八、十二瘧者，其發各不同時，察其病形，以知其何脈之病。先其發時，如一食頃而刺之，一刺則衰，二刺則知，三刺則已，不已刺舌下兩脈出血，不已刺郄中盛經出血，又刺項以下夾脊者必已。舌下兩脈者，廉泉穴也。

十九、刺瘧者，必先問其病之所先發者，先刺之。先頭痛及重者，先刺頭上及兩額兩眉間出血；先項背痛者，先刺之；先腰脊痛者，先刺郄中出血；先手臂痛者，先刺手少陰、陽明十指間；先足脛股痛者，先刺足陽明十指間出血。風瘧，發則汗出惡風，刺足三陽經背俞之血者。脛股痛，按之不可，名曰胕髓病，以鑱針針絕骨出其血，立已。身體小痛，刺諸陰之井無出血，間日一刺。

痎瘧，神庭及百會主之。痎瘧，上星主之，先取譩譆，後取天牖、風池、大杼。痎瘧，取完骨及風池、大杼、心俞、上髎、譩譆、陰都、太淵、三間、合谷、陽池、少澤、前谷、後谿、腕骨、陽谷、俠谿、至陰、通谷、京骨，皆主之。

瘧，振寒，熱甚狂言，天樞主之。

瘧，熱盛，列缺主之。

瘧，寒厥及熱厥，煩心善噦，心滿而汗出，刺少商出血立已。

熱瘧口乾，商陽主之。

瘧，寒甚，陽谿主之。

風瘧，汗不出，偏歷主之。

瘧面赤腫，溫溜主之。

痎瘧，心下脹滿痛，上氣，灸手五里，左取右，右取左。

瘧，項痛，因忽暴逆，腋門主之。

瘧，發有四時，面上赤，䀮䀮無所見，中渚主之。

瘧，食時發，心痛，悲傷不樂，天井主之。

風瘧，支正主之。

瘧，背膂振寒，項痛引肘腋，腰痛引少腹，四肢不舉，小海主之。

瘧，不知所苦，大都主之。

瘧，多寒少熱，大鐘主之。

瘧，咳逆心悶，不得臥，嘔甚，熱多寒少，欲閉戶牖而處，寒厥足熱，太谿主之。

瘧，熱少間寒，不能自溫，膜脹切痛引心，復溜主之。

瘧，不嗜食，厲兌主之。

瘧，瘈瘲驚，股膝重，胻轉筋，頭眩痛，解谿主之。

瘧，日西發，臨泣主之。

瘧，振寒，腋下腫，丘墟主之。

瘧，從胻起，束骨主之。

瘧，多汗，腰痛不能俯仰，目如脫，項如拔，崑崙主之。

瘧，實腰背痛，虛則鼽衄，飛揚主之。

瘧，頭重，寒背起，先寒後熱，渴不止，汗乃出，委中主之。

瘧，不渴，間日作，崑崙主之。

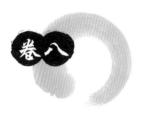

五臟傳病發寒熱第一（上）

　　黃帝問曰：五臟相通，移皆有次。五臟有病，則各傳其所勝，不治法三月，若六月，若三日，若六日，傳五臟而當死。故曰：別於陽者，知病從來；別於陰者，知死生之期，言至其所困而死者也，是故風者，百病之長也。

　　今風寒客於人，使人毫毛畢直，皮膚閉而為熱。當是之時，可汗而發。或痺不仁，腫痛，當是之時，可湯熨，及火灸，刺而去，弗治，病入舍於肺，名曰肺痺，發咳上氣。弗治，肺即傳而行之肝，病名曰肝痺，一名曰厥，脅痛出食。當是之時，可按可刺。弗治，肝傳之脾，病名曰脾風，發癉，腹中熱，煩心汗出，黃癉（《素問》無汗癉二字），當此之時，可按，可藥，可浴。弗治，脾傳之腎，病名曰疝瘕，少腹煩冤而痛，汗出（《素問》作出日），一名曰蠱。當此之時，可按，可藥。弗治，腎傳之心，病筋脈相引而急，名曰瘛，當此之時，可灸可藥。弗治，十日法當死。

　　腎傳之心，心即復反傳而之肺，發寒熱，法當三歲死。此病之次也。然其卒發者，不必治。其傳化有不以次者，憂恐悲喜怒令不得以其次，故令人大病矣。因而喜，

大虛則腎氣乘矣，怒則肝氣乘矣，悲則肺氣乘矣，恐則脾氣乘矣，憂則心氣乘矣，此其道也。故病有五，五五二十五變及其傳化。傳，乘之名也。

大骨枯槁，大肉陷下，胸中氣滿，喘息不便，其氣動形，期六月死；真臟脈見，乃予之期日。

大骨枯槁，大肉陷下，胸中氣滿，喘息不便，內痛引肩項，期一月死；真臟脈見，乃予之期日。

大骨枯槁，大肉陷下，胸中氣滿，喘息不便，內痛引肩項，痛熱，脫肉破䐃，真臟脈見，十月之內死。

大骨枯槁，大肉陷下，胸中氣滿，腹內痛，心中不便，肩項身熱，䐃破脫肉，目眶陷，真藏脈見，目不見人立死；其見人者，至其所不勝之時而死。急虛中身卒至，五臟閉絕，脈道不通，氣不往來，譬之墮溺，不可為期。其脈絕不來，若一息五六至，其形肉不脫，臟藏雖不見，猶死。

真肝脈至，中外急，如循刀刃責責然，如按琴瑟弦，色青白不澤，毛折乃死。

真心脈至，緊而搏，如循薏苡子累累然，色赤黑不澤，毛折乃死。

真肺脈至，大而虛，如以毛羽中人膚，色赤白不澤，毛折乃死。

真脾脈至，弱而乍疎乍數，色青黃不澤，毛折乃死。

真腎脈至，搏而絕，如指彈石辟辟然，色黑黃不澤，毛折，乃死。諸真臟脈見者，皆死不治。

問曰：寒熱瘰癧在於頸腋者，何氣所生？對曰：此

皆鼠瘻，寒熱之毒氣，稽於脈而不去者也。鼠瘻之本，皆在於臟，其末上出頸腋之間。其浮於脈中，未著於肌肉而外為膿血者，易去也。問曰：去之奈何？對曰：請從其本，引其末，可使衰去而絕其寒熱，審按其道以予之，徐往徐來以去之，其小如麥者，一刺知，三刺已。決其死生，反其目視之，其中有赤脈從上下貫瞳子者，見一脈一歲死，見一脈半一歲半死，見二脈二歲死，見二脈半二歲半死，見三脈三歲死，赤脈不下貫瞳子者可治。

問曰：人有善病寒熱者，何以候之？對曰：小骨弱肉者，善病寒熱。顴骨者，骨之本也，顴大則骨大，顴小則骨小。皮薄而肉弱無䐃，其臂懦懦然，其地色炲然，不與天地同色，汙然獨異，此其候也。然臂薄者，其髓不滿，故善病寒熱。

風感則為寒熱。皮寒熱，皮不可附席，毛髮焦，鼻槁臘，不得汗，取三陽之絡，補手太陰。肌寒熱，病肌痛，毛髮焦。唇槁臘，不得汗，取三陽於下以去其血者，補太陰以去其汗。骨寒骨熱，痛無所安，汗注不休，齒本槁痛，取其少陰於陰股之絡，齒色槁，死不治。骨厥亦然。男子如蠱，女子如阻，身體腰脊如解，不欲食，先取湧泉見血，視跗上盛者，盡出血。

灸寒熱之法：先取項大椎以年為壯數，次灸絕骨以年為壯數，視背俞陷者灸之，舉臂肩上陷者灸之，兩季脅之間灸之，外踝上絕骨之端灸之，足小指、次指之間灸之，腨下陷脈灸之，外踝後灸之，缺盆骨上切之堅動如筋者灸之，膺中陷骨間灸之，掌束骨下灸之，臍下關元三寸

灸之，毛際動脈灸之，膝下三寸分間灸之，足陽明跗上動脈灸之，巔上一灸之，取犬所齧處灸之，即以犬傷病法三炷灸之，凡當灸二十九處。

寒熱頭痛，喘喝，目不能視，神庭主之；其目泣出，頭不痛者，聽會主之。寒熱頭痛如破，目痛如脫，喘逆煩滿，嘔吐，流汗難言，頭維主之；寒熱，刺腦戶。

五臟傳病發寒熱第一（下）

寒熱取五處及天柱、風池、腰俞、長強、大杼、中膂、內俞、上髎、齦交、上關、關元、天牖、天容、合谷、陽谿、關衝、中渚、陽池、消濼、少澤、前谷、腕骨、陽谷、少海、然谷、至陰、崑崙主之。

寒熱骨痛，玉枕主之。寒熱懈爛（一本做懶）淫濼，脛酸，四肢重痛，少氣難言，至陽主之。

肺氣熱，呼吸不得臥，上氣嘔沫，喘，氣相追逐，胸滿脅膺急，息難，振栗，脈鼓，氣隔，胸中有熱，支滿不嗜食，汗不出，腰脊痛，肺俞主之。

寒熱心痛，循循然與背相引而痛，胸中悒悒不得息，欬唾血，多涎，煩中善噫，食不下，嘔逆，汗不出，如瘧狀，目晄晄，淚出悲傷，心俞主之。欬而嘔，膈寒，食不下，寒熱，皮肉膚痛，少氣不得臥，胸滿支兩脅，膈上兢兢，脅痛腹䐜，胸脘暴痛，上氣，肩背寒痛，汗不出，喉痹，腹中痛，積聚，默然嗜臥，怠惰不欲動，身常濕濕（一作溫溫），心痛無可搖者，脾俞主之。欲而脅滿

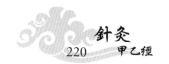

急，不得息，不得反側，腋脅下與臍相引，筋急而痛，反折，目上視，眩，目中循循然，肩項痛，驚狂，衄，少腹滿，目眈眈，生白翳，咳引胸痛，筋寒熱，唾血短氣，鼻酸，肝俞主之。

寒熱食多，身羸瘦，兩脅引痛，心下貫痛，心如懸，下引臍少腹急痛，熱，面急，目眈眈，久喘軟，少氣，溺濁赤，腎俞主之。骨寒熱溲難，腎俞主之。

寒熱頭痛，水溝主之。寒熱頸瘰癧，大迎主之。肩痛引項，寒熱，缺盆主之。身熱汗不出，胸中熱滿，天髎主之。寒熱肩腫，引胛中痛，肩臂酸，臑俞主之。

寒熱項瘰適，耳無聞，引缺盆肩中熱痛，麻痺不舉，肩貞主之。寒熱厥，目不明，咳上氣，唾血，肩中俞主之。寒熱瘰適，胸中滿，有大氣，缺盆中滿痛者死；外潰不死，肩引項，不舉，缺盆中痛，汗不出，喉痺，咳嗽血，缺盆主之。咳上氣，喘，暴喑不能言，及舌下夾縫青脈，頸有大氣，喉痺，咽中乾，急不得息，喉中鳴，翕翕寒熱，項腫肩痛，胸滿腹皮熱，衄，氣短哽心痛，隱疹頭痛，面皮赤熱，身肉盡不仁，天突主之。肺系急，胸中痛，惡寒，胸滿悒悒然，善嘔膽，胸中熱，喘，逆氣，氣相追逐，多濁唾，不得息，肩背風，汗出，面腹腫，膈中食噎，不下食，喉痺，肩息肺脹皮膚骨痛，寒熱煩滿，中府主之。

寒熱胸滿，頭痛，四肢不舉，腋下腫，上氣，胸中有聲，喉中鳴，天池主之。咳，脅下積聚，喘逆，臥不安席，時寒熱，期門主之。寒熱，腹脹膜，怏怏然不得息，

京門主之。寒濯濯，心煩，手臂不仁，唾沫，唇乾引飲，手腕攣，指支痛，肺脹，上氣，耳中生風，咳喘逆，痺，臂痛，嘔吐，飲食不下膨膨然，少商主之。唾血，時寒時熱，瀉魚際，補尺澤。臂厥，肩膺胸滿痛，目中白翳，眼青轉筋，掌中熱，乍寒乍熱，缺盆中相引痛，數欠，喘不得息，臂內廉痛，上鬲飲已煩滿，太淵主之。

寒熱胸背急，喉痺，咳上氣，喘，掌中熱，數欠伸，汗出善忘，四逆厥，善笑，溺白，列缺主之，胸中膨膨然，甚則交兩手而瞀，暴瘁喘逆，刺經渠及天府，此謂之大俞。寒熱咳嘔沫，掌中熱，虛則肩臂寒栗，少氣不足以息，寒厥，交兩手而瞀，口沫出，實則肩背熱痛，汗出，四肢暴腫，身濕搖，時寒熱，饑則煩，飽則善，面色變，口噤不開，惡風泣出，列缺主之。煩心，咳，寒熱善噦，勞宮主之。

寒熱，唇口乾，喘息，目急痛，善驚，三間主之。胸中滿，耳前痛，齒痛，目赤痛，頸腫，寒熱，渴飲輒汗出，不飲則皮乾熱，曲池主之。寒熱頸癧適，咳呼吸難，灸五里，左取右，右取左。寒熱頸癧適，肩臂不可舉，臂臑主之。風寒熱，液門主之。寒熱頸頷腫，後谿主之。寒熱善嘔，商丘主之。嘔厥寒，時有微熱，脅下支滿，喉痛，嗌乾，膝外廉痛，淫濼脛酸，腋下腫，馬刀瘻，唇腫吻傷痛，太衝主之。

心如懸（《千金》作心痛），陰厥，腳踹後廉急，不可前卻，血癃，腸澼便膿血，足跗上痛，舌捲不能言，善笑，足痿不收履，溺青赤白黃黑，青取井，赤取滎，黃取

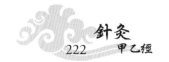

輸，白取經，黑取合，血痔泄後重，腹痛如癃狀，狂仆必有所扶持，及大氣涎出，鼻孔中痛，腹中常鳴，骨寒熱無所安，汗出不休，復溜主之。

男子如蠱，女子如阻，寒熱少腹偏腫，陰谷主之。少腹痛，泄出糜，次指間熱，若脈陷寒熱身痛，唇渴，不得汗出，毛髮焦，脫肉少氣，內有熱，不欲動搖，泄膿血，腰引少腹痛，暴驚，狂言非常，巨虛下廉主之。胸中滿，腋下腫，馬刀瘻，善自齧舌頰，天牖中腫，淫濼脛酸，頭眩，枕骨頷腮腫，目澀身痺，灑淅振寒，季脅支滿，寒熱，脅腰腹膝外廉痛，臨泣主之。

寒熱頸腫，丘墟主之。寒熱頸腋下腫，申脈主之。寒熱酸痛，四肢不舉，腋下腫，馬刀瘻，喉痺，髀膝脛骨搖，酸痺不仁，陽輔主之。寒熱痺，脛不收，陽交主之。寒熱腰痛如折，束骨主之。寒熱目眗眗，善咳喘逆，通谷主之。寒熱善唏，頭重足寒，不欲食，腳攣，京骨主之。寒熱篡反出，承山主之。寒熱篡後出，瘈瘲，腳踹酸重，戰慄不能久立，腳急腫，跗痛筋足攣，少腹痛引喉嗌，大便難，承筋主之。跟厥膝急，腰脊痛引腹，篡陰股熱，陰暴痛，寒熱膝疫重，合陽主之。

經絡受病入腸胃五臟積發伏梁息賁肥氣痞氣奔豚第二

黃帝問曰：百病始生，三部之氣，所傷各異，願聞其會？岐伯對曰：喜怒不節則傷於臟，臟傷則病起於陰；

清濕襲虛，則病起於下；風雨襲虛，則病起於上，是謂三部。至其淫泆，不可勝數。

風雨寒熱，不得虛邪，不能獨傷人。卒然逢疾風暴雨而不病者，蓋無虛邪不能獨傷。此必因虛邪之風，與其身形，兩虛相搏，乃客其形，兩實相逢，中入肉間。其中於虛邪也，因其天時，與其躬身形，參以虛實，大病乃成。氣有定舍，因處為名，上下內外，分為三貞。

是故虛邪之中人也，始於皮膚。皮膚緩則腠理開，腠理開則邪從毛髮入，毛髮入則稍深，稍深則毛髮立，灑然，皮膚痛。留而不去，則傳舍於絡，在絡之時，痛於肌肉，其病時痛時息，大經乃代。留而不去，傳舍於經，在經之時，灑淅善驚。留而不去，傳舍於俞，在俞之時，六經不通，四節即痛，腰脊乃強。留而不去，傳舍於伏衝之脈，在伏衝之脈時，身體重痛。留而不去，傳舍於腸胃，在腸胃之時，賁響腹脹，多寒則腸鳴飧泄不化，多熱則溏出麋。留而不去，傳舍於腸胃之外，募原之間。留著於脈，稽留而不去，息而成積，或著孫絡，或著絡脈，或著經脈，或著俞脈，或著於伏衝之脈，或著於膂筋，或著於腸胃之募原，上連於緩筋，邪氣淫泆，不可勝論。

其著孫絡之脈而成積，往來上下，臂手孫絡之居也。浮而緩，不能勾積而止之。故往來移行腸胃之間，湊滲注灌，濯濯有音，有寒則腹膜滿雷引，故時切痛，其著於陽明之經，則夾臍而居，飽則益大，饑則益小，其著於緩筋也，似陽明之積，飽則痛，饑則安。其著於腸胃之募原也，痛而外連於緩筋也，飽則安，饑則痛。其著於伏衝

之脈者，揣之應手而動，發手則熱，氣下於兩股，如湯沃之狀。其著於臍筋在腸後者，饑則積見，飽則積不見，按之弗得。其著於俞脈者，閉塞不通，津液不下，而空竅乾。此邪氣之從外入內，從上下者也。

問曰：積之始生，至其已成奈何？曰：積之始也，得寒乃生，厥上乃成積。對曰：其成奈何？曰：厥氣生足溢，足俯生脛寒，脛寒則脈血凝泣，寒熱上，入於腸胃，入於腸胃則䐜脹，外之汁沫迫聚不得散，日以成積。卒然盛食多飲，則腸滿。起居不節，用力過度，則絡脈傷。陽絡傷則血外溢，溢則衄血；陰絡傷則血內溢，溢則便血。外之絡傷則血溢於腸外，腸外有寒，汁沫與血相搏，則並合凝聚，不得散而成積矣。卒然外中於寒，若內傷於憂怒，則氣上逆，氣上逆則穴俞不通，溫氣不行，凝血蘊裏而不散，津液凝澀，著而不去，而積皆成矣。

問曰：其生於陰者奈何？對曰：憂思傷心；重寒傷肺；忿怒傷肝；醉飽入房，汗出當風則傷脾；用力過度，入房汗出浴水，則傷腎。此內外三部之所生病也。察其所痛以知其應，有餘不足，當補則補，當瀉則瀉，無逆天時，是謂至治。

問曰：人之善病腸中積者，何以候之？對曰：皮薄而不澤，肉不堅而淖澤；如此則腸胃惡，惡則邪氣留止，積聚乃作。腸胃之積，寒溫不次，邪氣乃止，其蓄積止，大聚乃起。

問曰：病有身體腰股䯒背皆腫，環臍而痛，是謂何病？對曰：名曰伏梁，此風根也，不可動，動之為水溺澀

之病。病有少腹盛，左右上下皆有根者，名曰伏梁也。裹大膿血，居腸胃之外，不可治之，每切按之至死。此下則因陰，必下膿血，上則迫胃脘生鬲，夾胃脘內癰，此久病也，難治。居臍上為逆，居臍下為順，勿動亟奪。其氣溢於大腸而著於肓，肓之原在臍下，故環臍而痛也。

《難經》曰：心之積名曰伏梁，起於臍上，上至心下，大如臂，久久不癒，病煩心，心痛，以秋庚辛日得之。腎病傳心，心當傳肺，肺以秋工不受邪，因留結為積。

又曰：肺之積名曰息賁，在右脅下覆大如杯，久久不癒，病灑灑惡寒，氣逆喘咳，發肺癰，以春甲乙日得之。心病傳肺，肺當傳肝，肝以春王不受邪，因留結為積。

問曰：病脅下滿，氣逆行，三二歲不已，是為何病？對曰：病名息積，此不妨於食，不可灸刺，積為導引服藥，藥不能獨治也。

《難經》曰：肝之積名曰肥氣，在左脅下，如覆杯，有頭足如龜鱉狀，久久不癒，發咳逆，嘔瘧，連歲月不已，以季夏戊己日得之。肺病傳肝，肝當傳脾，脾以季夏王不受邪，因留結為積。此與息賁略同。

又曰：脾之積名曰痞氣，在胃脘，覆大如盤，久久不癒，病四肢不收，發黃疸，飲食不為肌膚，以冬壬癸日得之。肝病傳脾，脾當傳腎，腎以冬王不受邪，因留結為積。

又曰：腎之積名曰賁豚，發於少腹，至心下若豚

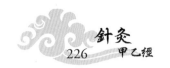

狀，或上或下無時，久不已，令人喘逆，骨痿少氣，以夏丙丁日得之。肺病傳腎，腎當傳心，心以夏王不受邪，因留結為積也。

息賁時唾血，巨闕主之。腹中積上下行，懸樞主之。疝積胸中痛，不得窮屈，天容主之。暴心腹痛，疝橫發上衝心，雲門主之。心下大堅，肓俞、期門及中脘主之。臍下疝繞臍痛，沖胸不得息，中極主之。賁豚氣上，腹膜堅痛引陰中，不得小便，兩丸騫，陰交主之。臍下疝繞臍痛，石門主之。

奔豚氣上，腹痛，口不能言，莖腫前引腰，後引小腹，腰髖少腹堅痛，下引陰中，不得小便，兩丸騫，石門主之。奔豚寒氣入小腹，時欲嘔，傷中溺血，小便數，背臍痛引陰，腹中窘急欲湊，後泄不止，關元主之。奔豚上搶心，甚則不得息，忽忽少氣，尺厥，心煩痛，饑不能食，善寒中，腹脹引䐜而痛，小腹與脊相控暴痛，時窘之後，中極主之。腹中積聚時切痛，商曲主之。臍下積疝瘕，胞中有血，四滿主之。臍疝繞臍而痛，時上衝心，天樞主之。

氣疝噦嘔，面腫奔豚，天樞主之。奔豚，卵上入，痛引莖，歸來主之。奔豚上下，期門主之。疝瘕，髀中急痛，循脅，上下搶心，腹痛積聚，府舍主之。奔豚腹脹腫，章門主之。少腹積聚，勞宮主之。環臍痛，陰騫兩丸縮，堅痛不得臥，太衝主之。寒疝，下至腹膝膝腰，痛如清水，大腹諸疝，按之至膝上，伏兔主之。寒疝痛，腹脹滿，痿厥少氣，陰市主之。大疝腹堅，丘墟主之。

五臟六腑脹第三

黃帝問曰：脈之應於寸口，如何而脹？岐伯對曰：其脈大堅直以澀者，脹也。問曰：何以知其臟腑之脹也？對曰：陰為臟而陽為府也。問曰：夫氣之令人脹也，在於血脈之中耶，抑臟腑之內乎？對曰：二者皆在焉，然非脹之舍也。問曰：願聞脹舍。對曰：夫脹者，皆在於腑臟之外，排臟腑而廓胸脅，脹皮膚，故命曰脹。

問曰：臟腑之在內也，若匣匱之藏禁器也，各有次舍，異名而同處一域之中，其氣各異，願聞其故？對曰：夫胸腹者，臟腑之城廓。膻中者，心主之中宮也。胃者，太倉也。咽喉小腸者，傳道也。胃之五竅者，閭里之門戶也。廉泉玉英者，津液之道路也。故五臟六腑，各有畔界，其病各有形狀。營氣循脈，衛氣逆為脈脹，衛氣並脈循分肉為膚脹。取三里瀉之，近者一下，遠者三下，無問虛實，工在疾瀉也。

問曰：願聞脹形？對曰：心脹者，煩心短氣，臥不得安。肺脹者，虛滿而喘欬。肝脹者，脅下滿而痛引少腹。脾脹者，善噦，四肢悶，體重不能衣。腎脹者，腹滿引背快快然，腰髀痛。胃脹者，腹滿胃脘痛，鼻聞焦臭，妨於食，大便難。大腸脹者，腸鳴而痛濯濯，冬日重感於寒則飧泄不化。小腸脹者，小腹䐜脹，引腰而痛。膀胱脹者，小腹滿而氣癃。三焦脹者，氣滿於皮膚中，殼殼然而不堅。膽脹者，脅下痛脹，口苦，好太息。凡此諸脹，其道在一，明知逆順，針數不失。瀉虛補實，神去其室，致

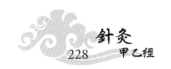

邪失正，真不可定，粗工所敗，謂之天命。補虛瀉實，神
歸其室，久塞其空，謂之良工。

問曰：脹者焉生，何因而有名？對曰：衛氣之在身
也，常並脈循分肉，行有逆順，陰陽相隨，乃得天和，五
臟更始，四時皆敘，五穀乃化。然而厥氣在下，營衛留
止，寒氣逆上，真邪相攻，兩氣相搏，乃舍為脹。

問曰：何以解惑？對曰：合之於真，三合而得。問
曰：無問虛實，工在疾瀉，近者一下，遠者三下，今有三
而不下，其過焉在？對曰：此言陷於肉肓而中氣穴者也。
不中氣穴而氣內閉藏，不陷肓則氣不行，上越中肉則衛氣
相亂，陰陽相逐。其於脹也，當瀉而不瀉，故氣不下。必
更其道，氣下乃止，不下復起，可以萬全，惡有殆者乎。
其於脹也，必審其診，當瀉則瀉，當補則補，如鼓之應
桴，惡有不下者乎。

心脹者，心俞主之，亦取列缺。肺脹者，肺俞主
之，亦取太淵。肝脹者，肝俞主之，亦取太衝。脾脹者，
脾俞主之，亦取太白。腎脹者，腎俞主之，亦取太谿。胃
脹者，中脘主之，亦取章門。大腸脹者，天樞主之。小腸
脹者，中髎主之。膀胱脹者，曲骨主之。三焦脹者，石門
主之。膽脹者，陽陵泉主之。五臟六腑之脹，皆取三里。
三里者，脹之要穴也。

水膚脹鼓脹腸覃石瘕第四

黃帝問曰：水與膚脹、鼓脹、腸覃、石瘕，何以別

之？岐伯對曰：水之始起也，目窠上微腫，如新臥起之狀，頸脈動，時欬，陰股間寒，足脛腫，腹乃大。其水已成也，以手按其腹，隨手而起，如裹水之狀，此其候也。膚脹者，寒氣客於皮膚之間，殼殼然不堅，腹大，身盡腫，皮膚厚，按其腹，腹陷而不起，腹色不變，此其候也。鼓脹者，腹脹身皆腫大如膚脹等，其色蒼黃，腹脈起，此其候也。

腸覃者，寒氣客於腸外，與衛氣相搏，氣不得榮，因有所繫，瘕而內著，惡氣乃起，息肉乃生。其始生也，大如雞卵，稍以益大。至其成也，如懷子狀，久者離歲月，按之則堅，推之則移，月事時下，此其候也。

石瘕者，生於胞中，寒氣客於子門，子門閉塞，氣不通，惡血當瀉不瀉，衃以乃留止，日以益大，狀如懷子，月事不以時下，皆生於女子，可導而下之。

問曰：膚脹鼓脹可刺耶？對曰：先刺其腹之血絡，後調其經，亦刺去其血脈。

問曰：有病心腹滿，旦食則不能暮食，此為何病？對曰：此名為鼓脹，治之以雞矢醴，一劑知，二劑已。問曰：其時有復發者何也？對曰：此食飲不節。故時有病也。雖然其病且已，因當風氣聚於腹也。

風水膚脹為五十九刺，取皮膚之血者，盡取之。徒水，先取環谷下三寸，以鈹針刺之而藏之，引而內之，入而復出，以盡其水，必堅束之，束緩則煩悶，束急則安靜。間日一刺之，水盡乃止。飲則閉藥，方刺之時徒飲之，方飲無食，方食無飲，無食他食，百三十五日。

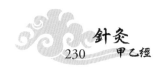

水腫，人中盡滿，脣反者死，水溝主之。水腫大臍平，灸臍中，無理不治。

水腫，水氣行皮中，陰交主之。水腫腹大，水脹，水氣行皮中，石門主之。石水痛引脅下脹，頭眩痛，身盡熱，關元主之。振寒大腹石水，四滿主之。石水，刺氣衝，石水，章門及然谷主之。石水，天泉主之。腹中氣盛，腹脹逆（《千金》作水脹逆），不得臥，陰陵泉主之。水腫留飲，胸脅支滿，刺陷谷，出血，立已。水腫脹，皮腫，三里主之。胞中有水疝瘕積聚，與陰相引而痛，苦湧泄上下出，補尺澤、太谿，手陽明寸口皆補之。

腎風發風水面胕腫第五

黃帝問曰：少陰何以主腎，腎何以主水？岐伯對曰：腎者至陰也，至陰者盛水也，肺者太陰也，少陰者冬脈也，其本在腎，其末在肺，皆積水也。曰：腎何以聚水而生病？曰：腎者胃之關也。關門不利，故聚水而從其類。上下溢於皮膚，故為胕腫。胕腫者，聚水而生病也。

問曰：諸水皆主於腎乎？對曰：腎者牝臟也，地氣上者，屬於腎而生水液，故曰至陰。勇而勞甚則腎汗出，腎汗出逢於風，內不得入於腑臟，外不得越於皮膚，客於玄府，行於皮裏，傳為胕腫，本之於腎，名曰風水。

問曰：有病腎風者，面胕痝然腫壅害於言，可刺否？對曰：虛不當刺，不當刺而刺，後五日其氣必至。問曰：其至何如？對曰：至必少氣，時從胸背上至頭汗出，

手熱，口乾苦渴，小便黃，目下腫，腹中鳴，身重難行，月事不來，煩而不能食，食不能正偃，正偃則欬甚，病名曰風水。

問曰：願聞其說。對曰：邪之所湊，其氣必虛，陰虛者陽必湊之，故少氣時熱而汗出，小便黃。小便黃者，少腹氣熱也。不能正偃者，胃中不和也。正偃則欬甚，上迫肺也。諸有水氣者，微腫見於目下。

問曰：何以言之？對曰：水者陰也，目下亦陰也，腹者至陰之所居。故水在腹者，必使目下腫。真氣上逆，故口苦舌乾，臥不得正偃，則咳出清水也。諸水病者，皆不得臥，臥則驚，驚則欲甚也。腹中鳴者，脾本於胃也。傳脾則煩不能食。食不下者，胃脘膈也。身重難以行者，胃脈在足也。月事不來者，胞脈閉也。胞脈者，屬心而絡於胞中，今氣上迫肺，心氣不得下通，故月事不來也。

問曰：有病龐然如水氣狀，切其脈大緊，身無痛者，形不瘦，不能食，食少，名為何病？曰：病主（《素問》作生）在腎，名曰腎風。腎風而不能食，善驚不已，心氣痿者死。

風水膝腫，巨虛上廉主之。面胕腫，上星主之，先取譩譆，後取天牖、風池主之。風水面胕腫，衝陽主之。風水而胕腫，顏黑，解谿主之。

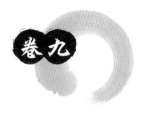

大寒內薄骨髓陽逆發頭痛第一（頷項痛附）

黃帝問曰：病頭痛，數歲不已，此何病也？岐伯對曰：當有所犯大寒，內至骨髓。骨髓者，以腦為主，腦逆，故令頭痛齒亦痛。

陽逆頭痛，胸滿不得息，取人迎。厥頭痛，面若腫起而煩心，取足陽明、太陰。厥頭痛，脈痛，心悲喜泣，視頭動脈反盛者，乃刺之，盡去血，後調足厥陰。厥頭痛，噫（《九墟》作意）善忘，按之不得，取頭面左右動脈，後取足太陰。厥頭痛，員員而痛（《靈樞》作貞貞頭重），瀉頭上五行行五，先取手少陰，後取足少陰。

厥頭痛，項先痛，腰脊為應，先取天柱，後取足太陽。厥頭痛，痛甚，耳前後脈骨（一本作湧）熱，先瀉其血，後取足太陽少陰（一本亦作陽）。厥頭痛，痛甚，耳前後脈湧有熱，瀉其血，後取足少陽。

真頭痛，痛甚，腦盡痛，手足寒至節，死不治。頭痛不可取於俞，有所擊墜，惡血在內，若內傷痛，痛未已，可即刺之，不可遠取。

頭痛不可刺者，大痺為惡，風日作者，可令少癒，不可已。頭半寒痛，先取手少陽、陽明，後取足少陽、陽

明。頷痛，刺手陽明與頷之盛脈出血。頭項不可俯仰，刺足太陽；不可顧，刺手太陽。頷痛刺足陽明曲周動脈見血，立已；不已，按經刺入迎立已。

頭痛，目窗及天衝、風池主之。厥頭痛，孔最主之。厥頭痛，面腫起，商丘主之。

寒氣客於五臟六腑發卒心痛胸痹心疝三蟲第二

厥心痛，與背相引，善瘛，如從後觸其心，身傴僂者，腎心痛也。先取京骨、崑崙，發狂不已，不已取然谷。

厥心痛，暴泄，腹脹滿，心痛尤甚者，胃心痛也，取大都、太白。

厥心痛，如錐刺其心，心痛甚者，脾心痛也，取然谷、太谿。

厥心痛，色蒼蒼如死狀，終日不得太息者，肝心痛也，取行間、太衝。

厥心痛，臥若徒居，心痛乃間，動行痛益甚，色不變者，肺心痛也，取魚際、太淵。

真心痛，手足青至節，心痛甚，旦發夕死，夕發旦死。心下（一本作痛）不可刺者，中有盛聚，不可取於俞，腸中有蟲瘕，有蛔蛟，不可取以小針。

心腹痛，發作腫聚，往來上下行，痛有休止，腹中熱渴涎出者，是蛔蛟也。以手聚按而堅持之，無令得移，以大針刺之，久持之，蟲不動，乃出針。

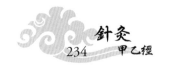

心痛引腰脊欲嘔，刺足少陰。心痛腹脹澀澀然，大便不利，取足太陰。心痛引背不得息，刺足少陰；不已，取手少陰。心痛引少腹滿，上下無常處，溲便難，刺足厥陰。心痛，但短氣不足以息，刺手太陰。

心腹中卒痛而汗出，石門主之。

心痛有三蟲，多涎，不得反側，上脘主之。

心痛身寒，難以俯仰，心疝衝胃，死不知人，中脘主之。心痛上搶心，不欲食，支痛引膈，建里主之。

胸脅背相引痛，心下混混，嘔吐多唾，飲食不下，幽門主之。

脾逆氣，寒厥急煩心，善唾噦噫，胸滿激呼，胃氣上逆，心痛，太淵主之（《千金》作肺脹胃逆）。

心膨膨痛（《千金》云煩悶亂，少氣不足以息），尺澤主之。心痛，俠白主之。

卒心中痛，瘛瘲互相引，肘內廉痛，心敖敖然，間使主之。心痛，衄噦嘔血，驚恐畏人，神氣不足，郄門主之。心痛卒咳逆，尺澤主之，出血則已。卒心痛，汗出，大敦主之，出血立已。胸痺引背時寒，間使主之。

胸痺心痛，肩肉麻木，天井主之。胸痺心痛，不得息，痛無常處，臨泣主之（《千金》云不得反側）。

心疝暴痛，取足太陰、厥陰，盡刺之血絡。

喉痺舌捲，口乾煩心，心痛，臂表痛不可及頭，取關衝，在手小指次指爪甲去端如韭葉許（一云左取右，右取左）。

邪在及肺五臟六腑受病發咳逆上氣第三

邪在肺則病皮膚痛，發寒熱，上氣喘，汗出，欬動肩背。取之膺中外俞，背三椎之旁，以手疾按之快然，乃刺之，取缺盆中以越之。

黃帝問曰：肺之令人欬何也？岐伯對曰：五臟六腑皆令人欬，非獨肺也。皮毛者，肺之合也。皮毛先受邪氣，邪氣以從其合。其寒飲食入胃，從肺脈上至於肺則肺寒，肺寒則內外合邪，因而客之，則為肺欬。故五臟各以其時受病，非其時各傳以與之。人與天地參，故五臟各以治時感於寒，則受病也。微則為欬，甚則為泄為痛。乘秋則肺先受邪，乘春則肝先受之，乘夏則心先受之，乘至陰則脾先受之，乘冬則腎先受之。

肺欬（同咳）之狀，欬而喘息有音，甚則唾血。心欬之狀，欬則心痛，喉中喝喝（《素問》作吤吤）如梗狀，甚則咽腫喉痺。肝欬之狀，欬則胠（《素問》作兩脅下）痛甚不可以轉，轉作兩脅（《素問》作胠）下滿。脾欬之狀，欬則右膚下痛，陰陰引肩背，甚則欬涎不可以動，動則欬劇。腎欬之狀，欬則腰背相引而痛，甚則欲涎。

五臟久欬，乃移於六腑。脾欬不已，則胃受之；胃欬之狀，欬而嘔，嘔甚則長蟲出。肝欬不已，則膽受之；膽欬之狀，欬嘔膽汁。肺欬不已，則大腸受之；大腸欬之狀，欬而遺矢。心欬不已，則小腸受之；小腸欬之狀，欬而失氣，氣與欬俱失。腎欬不已，則膀胱受之；膀胱欬之

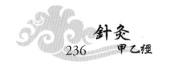

狀，欬遺尿（《素問》作溺）。

久欬不已，則三焦受之；三焦欬之狀，咳而腹滿不欲飲食。此皆聚於胃，關於肺，使人多涕唾而面浮腫氣逆。治藏者治其俞，治腑者治其合，浮腫者治其經。秋傷於濕，冬生咳嗽。

問曰：《九卷》言振埃，刺外經而去陽病，願卒聞之。

對曰：陽氣大逆，上滿於胸中，憤䐜肩息，大氣逆上，喘喝坐伏，病咽噎不得息，取之天容。

其咳上氣，窮詘胸痛者，取之廉泉。取之天容者，深無一里。取廉泉者，血變乃止。

咳逆上氣，魄戶及氣舍主之。

咳逆上氣，譩譆主之。

咳逆上氣，咽喉鳴喝喘息，扶突主之。

咳逆上氣，唾沫，天容及行間主之。

咳逆上氣，咽喉壅腫，呼吸短氣，喘息不通，水突主之。

咳逆上氣，喘不能言，華蓋主之。

咳逆上氣，唾喘短氣不得息，口不能言，膻中主之。

咳逆上氣，喘不得息，嘔吐胸滿，不得飲食，俞府主之。

咳逆上氣，漾出多唾，呼吸哮，坐臥不安，彧中主之。

胸滿欬逆，喘不得息，嘔吐煩滿，不得飲食，神藏主之。

胸脅榰滿，欲逆上氣，呼吸多唾，濁沫膿血，庫房主之。

咳喘不得息，坐不得臥，呼吸氣索，咽不得，胸中熱，雲門主之。

胸脅榰滿，不得俯仰，咳唾陳膿穢濁，周榮主之。

咳逆不止，三焦有水氣，不能食，維道主之。

咳逆煩悶不得臥，胸中滿，喘不得息，背痛，太淵主之。

咳逆上氣，舌乾脅痛，心煩肩寒，少氣不足以息，腹脹，喘，尺澤主之。

咳，乾嘔，滿，俠白主之。

咳上氣，喘不得息，暴痺內逆，肝肺相傳，鼻口出血，身脹，逆息不得臥，天府主之。

悽悽寒嗽，吐血，逆氣，驚，心痛，手少陰郄主之。

咳而胸滿，前谷主之。咳面赤熱，支溝主之。咳喉中鳴，咳唾血，大鐘主之。

肝受病及衛氣留積發胸脅滿痛第四

邪在肝，則病兩脅中痛，寒中，惡血在內，胻節時腫，善瘈。取行間以引脅下，補三里以溫胃中，取血脈以散惡血，取耳間青脈以去其瘈。

黃帝問曰：衛氣留於脈（《太素》作腹）中，蓄積不行，苑蘊不得常所（《靈樞》下有使人二字），榰脅中滿，喘呼逆息者，何以去之？

伯高對曰：其氣積於胸中者上取之，積於腹中者下取之，上下皆滿者，旁取之，積於上者瀉人迎、天突、喉中，積於下者瀉三里與氣衝，上下皆滿者，上下皆取之，與季脅之下深一寸，重者雞足取之。診視其脈大而弦急，及絕不至者，腹皮絞甚者，不可刺也。氣逆上，刺膺中陷者與脅下動脈。

胸滿，嘔無所出，口苦舌乾，飲食不下，膽俞主之。

胸滿呼吸喝，窮詘窘不得息，刺人迎，入四分，不幸殺人。

胸滿痛，璇璣主之。胸脅榰滿，痛引胸中，華蓋主之。

胸脅榰滿，痺痛骨疼，飲食不下，嘔（《千金》作咳）逆氣上煩心，紫宮主之。

胸中滿，不得息，脅痛骨疼，喘逆上氣，嘔吐煩心，玉堂主之。

胸脅榰滿，膈塞飲食不下，嘔吐食復出，中庭主之。

胸中榰滿，痛引膺，不得息，悶亂煩滿，不得飲食，靈墟主之。

胸脅榰滿不得息，咳逆，乳癰，灑淅惡寒，神封主之。

胸脅榰滿，膈逆不通，呼吸少氣，喘息不得舉臂，步廊主之。

胸脅榰滿，喘逆上氣，呼吸肩息，不知食味，氣戶主之。

喉痺，胸中暴逆，先取衝脈，後取三里、雲門，皆

瀉之。

胸脅榰滿，卻引背痛，臥不得轉側，胸鄉主之。

傷憂悁思氣積，中脘主之。

胸滿馬刀，臂不得舉，淵腋主之。

大氣不得息，息即胸脅中痛，實則其身盡寒，虛則百節盡縱，大包主之。

胸中暴滿，不得眠，輒筋主之。

胸脅榰滿，瘈瘲引臍腹痛，短氣煩滿，巨闕主之。

腹中積氣結痛，梁門主之。

傷食脅下滿，不能轉展反側，目青而嘔，期門主之。

胸脅榰滿，勞宮主之。

多臥善唾，胸滿腸鳴，三間主之。

胸滿不得息，頭頷腫，陽谷主之（《千金》作陽谿主之）。

胸脅脹，腸鳴切痛（一云胸脅支滿，腹中切痛），太白主之。

暴脹，胸脅榰滿，足寒，大便難，面唇白，時嘔血，太衝主之。

胸脅榰滿，惡聞人聲與木音，巨虛上廉主之。

胸脅榰滿，寒如風吹狀，俠谿主之。

胸滿痛，善太息，胸中膨膨然（《千金》作胸背急），丘墟主之。

胸脅榰滿，頭痛，項內寒熱，外丘主之。

脅下榰滿，嘔吐逆，陽陵泉主之。

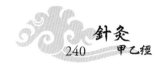
邪在心膽及諸臟腑發悲恐太息口苦不樂及驚第五

黃帝問曰：有口苦取陽陵泉，口苦者病名為何？何以得之？岐伯對曰：病名曰膽癉。夫膽者，中精之府，肝者，中之將也，五臟（《素問》無此八字，但云肝者，中之將也）取決於膽，咽為之使。此人者，數謀慮不決，膽虛氣上溢（《素問》下有虛字）而口為之苦。治之以膽募俞，在《陰陽十二官相使》中。

善怒而不欲食，言益少，刺足太陰。怒而多言，刺足少陽（《素問》作少陽）。

短氣心痺，悲怒逆氣，恐，狂易，魚際主之。

心痛善悲，厥逆，懸心如饑之狀，心憺憺而驚恐，大陵及間使主之。

心澹澹而善驚恐，心悲，內關主之（《千金》下曲澤）。

善驚，悲不樂，厥，脛足下熱，面盡熱，嗌，渴，行間主之。

脾虛令人病寒不樂，好太息，商丘主之。色蒼蒼然，太息，如將死狀，振寒溲白，便難，中封主之。

心如懸，哀而亂，善怒，嗌內腫，心惕惕恐，如人將捕之，多涎出，喘，少氣，吸吸不足以息，然谷主之。

驚，善悲不樂，如墮墜，汗不出，面塵黑，病饑不欲食，照海主之。

膽眩寒厥，手臂痛，善驚妄言，面赤泣出，腋門主之。

大驚，乳痛，梁丘主之。

邪在心，則病心痛，善悲，時眩仆，視有餘不足而調其俞。膽病者，善太息，口苦，嘔宿汁，心下澹澹，善恐，如人將捕之，嗌中吤吤然，數欬唾，候在足少陽之本末，亦視其脈之陷下者灸之；其寒熱者，取陽陵泉。邪在膽，逆在胃，膽液泄則口苦，胃氣逆則嘔苦汁，故曰嘔膽，取三里以下。胃逆，則刺足少陽血絡以閉膽逆，調其虛實以去其邪。

脾受病發四肢不用第六

黃帝問曰：脾病而四肢不用何也？

岐伯對曰：四肢者，皆稟氣於胃，而不得至經，必因脾乃得稟。今脾病，不能為胃行其津液，四肢不得稟水穀氣，氣日以衰，脈道不通，筋骨肌肉皆無氣以生，故不用焉。

問曰：脾不主時何也？對曰：脾者土也，土者中央，常以四時長四藏，各十八日寄治，不獨主時。脾者土臟，常著胃土之精也。土者生萬物而法天地，故上下至頭足不得主時。

問曰：脾與胃以募相連耳，而能故為之行津液何也？對曰：足太陰者三陰也，其脈貫胃屬脾絡嗌，故太陰為之行氣於三陰。陽明者表也，五臟六腑之海也，亦為之行氣於三陽。臟腑各因其經而受氣於陽明，故為胃行津液。四肢不得稟水穀氣，氣日以衰，陰道不利，筋骨肌肉

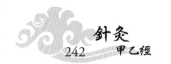

皆無氣以生，故不用焉。身重骨痿不相知，太白主之。

脾胃大腸受病發腹脹滿腸中鳴短氣第七

邪在脾胃，則病肌肉痛。陽氣有餘，陰氣不足，則熱中善饑；陽氣不足，陰氣有餘，則寒中腸鳴腹痛；陰陽俱有餘，若俱不足，則有寒有熱，皆調其三里。飲食不下，膈塞不通，邪在胃脘。在上脘則抑而下之，在下脘則散而去之。胃病者，腹䐜脹。胃脘當心而痛，上楂兩脅，膈咽不通，食飲不下，取三里。

腹中雷鳴，氣常衝胸，喘不能久立，邪在大腸也。刺肓之原，巨虛、上廉、三里。腹中不便，取三里，盛則瀉之，虛則補之。大腸病者，腸中切痛而鳴濯濯，冬日重感於寒，當臍而痛，不能久立，與胃同候，取巨虛上廉。

腹滿，大便不利，腹大，上走胸嗌（《靈樞》下有喘息），喝喝然，取足少陰。

腹滿，食不化響響然，不得大便，取足太陰。腹痛刺臍左右動脈，已刺按之，立已。不已，刺氣衝，按之立已。

腹暴痛滿，按之不下，取太陽經絡血者則已。又刺少陰俞（一本作少陽俞）去脊椎三寸旁五，用圓利針，刺已如食頃久立已。必視其經之過於陽者，數刺之。

腹滿不能食，刺脊中。腹中氣脹引脊痛，食飲多而身羸瘦，名曰食㑊。先取脾俞，後取季脅。

大腸轉氣，按之如覆杯，熱引胃痛，脾氣寒，四肢

急煩，不嗜食，脾俞主之。

胃中寒脹，食多身體羸瘦，腹中滿而鳴，腹膜風厥，胸脅榰滿，嘔吐，脊急痛，筋攣，食不下，胃俞主之。

頭痛食不下，腸鳴臚脹，欲嘔時泄，三焦俞主之。

腹滿臚脹，大便泄，意舍主之。臚脹水腫，食飲不下，多寒（《千金》作惡寒），胃倉主之。

寒中傷飽，食飲不化，五臟䐜滿脹，心腹胸脅榰滿脹，則生百病，上脘主之。

腹脹不通，寒中傷飽，食飲不化，中脘主之。

食飲不化，入腹還出，下脘主之。

腸中常鳴。時上衝心，灸臍中。

心滿氣逆，陰都主之。

大腸寒中（《千金》作疝），大便乾，腹中切痛，肓俞主之。

腹中盡痛，外陵主之。

腸鳴相逐，不可傾側，承滿主之。

腹脹善滿，積氣，關門主之。

食飲不下，腹中雷鳴，大便不節，小便赤黃，陽綱主之。

腹脹腸鳴，氣上衝胸，不能久立，腹中痛濯濯，冬日重感於寒則泄，當臍而痛，腸胃間游氣切痛，食不化，不嗜食，身腫（一本作重），夾臍急，天樞主之。

腹中有大熱不安，腹有大氣如相夾，暴腹脹滿，癃，淫濼，氣衝主之。

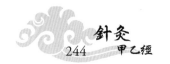

腹滿痛不得息，正臥屈一膝，伸一股，並刺氣衝，針上入三寸，氣至瀉之。

寒氣腹滿，癃淫濼，身熱，腹中積聚疼痛，衝門主之。

腹中腸鳴盈盈然，食不化，脅痛不得臥，煩，熱中，不嗜食，胸脅楷滿，喘息而衝，膈嘔心痛，及傷飽身黃疾骨羸瘦，章門主之。

腸鳴而痛，溫溜主之。腸腹時寒，腰痛不得臥，手三里主之。

腹中有寒氣，隱白主之。腹滿響響然，不便，心下有寒痛，商丘主之。

腹中熱，若寒，腸善鳴，強欠，時內痛，心悲氣逆，腹滿，漏谷主之；已刺外踝，上氣不止，腹脹而氣快然引肘脅下，皆主之。

腹中氣脹嗑嗑，不嗜食，脅下滿，陰陵泉主之。喘，少氣不足以息，腹滿，大便難，時上走，胸中鳴，脹滿，口舌中吸吸，善驚，咽中痛，不可納食，善怒，恐，不樂，大鐘主之。

嗑乾，腹瘦痛，坐臥目䀮䀮，善怒多言，復溜主之。

寒腹，脹滿，厲兌主之。腹大不嗜食，衝陽主之。

厥氣上楷，解谿主之。

大腹有熱，腸鳴腹滿，夾臍痛，食不化，喘不能久立，巨虛上廉主之。

腸中寒，脹滿善噫，惡聞食臭，胃氣不足，腸鳴腹痛泄，食不化，心下脹，三里主之。

腹滿，胃中有熱，不嗜食，懸鐘主之。

大腸實則腰背痛，痺寒轉筋，頭眩痛，虛則鼻衄癲疾，腰痛漇漇然汗出，令人欲食而走，承筋主之，取腳下三折，橫，視盛者出血。

腎小腸受病發腹脹腰痛引背少腹控睪第八

邪在腎，則病骨痛陰痺。陰痺者，按之而不得，腹脹腰痛大便難，肩背頸項強痛，時眩，取之湧泉、崑崙，視有血者盡取之。少腹控睪，引腰脊，上衝心肺，邪在小腸也。小腸者，連睪系，屬於脊，貫肝肺，絡心系，氣盛則厥逆，上衝腸胃，薰肝肺，散於肓，結於臍。故取肓原以散之，刺太陰以予之，取厥陰以下之，取巨虛下廉以去之，按其所過之經以調之。小腸病者，少腹痛，腰脊控睪而痛，時窘之後，耳前熱，若寒甚，若獨肩上熱甚，及手小指次指間熱，若脈陷者，此其候也。

黃帝問曰：有病厥者，診右脈沉堅，左脈浮遲，不知病生安在？岐伯對曰：冬診之右脈固當沉堅，此應四時。左脈浮遲，此逆四時。左當主病，診左在腎，頗在肺，當腰痛。

問曰：何以言之？對曰：少陰脈貫腎絡肺，今得肺脈，腎為之病，故為腰痛。

足太陽脈令人腰痛，引項脊尻，背如重狀。刺其郄中太陽正經去血，春無見血。

少陽令人腰痛，如以針刺其皮中，循循然不可俯

仰，不可以左右顧。刺少陽盛骨之端出血。盛骨在膝外廉之骨獨起者，夏無見血。

陽明令人腰痛，不可以顧，顧如有見者，善悲。刺陽明於胻前三痏，上下和之出血，秋無見血。

足少陰令人腰痛，痛引脊內廉。刺足少陰於內踝上二痏，春無見血，若出血太多，虛不可復。

厥陰之脈令人腰痛，腰中如張弓弩弦。刺厥陰之脈，在腨踵魚腹之外，循循累累然乃刺之。其病令人善言默默然不慧，刺之三痏。

解脈令人腰痛，痛引肩，目䀮䀮然，時遺溲。刺解脈在膝筋分肉間，在郄外廉之橫脈出血，血變而止。

同陰之脈令人腰痛，痛如小鎚居其中，怫然腫。刺同陰之脈，在外踝上絕骨之端，為三痏。

解脈令人腰痛如裂（《素問》作引帶），常如折腰之狀，善怒。刺解脈，在郄中結絡如黍米，刺之血射以黑，見赤血乃已。

陽維之脈令人腰痛，痛上怫然腫，刺陽維之脈，脈與太陽合腨下間，去地一尺所。

衝絡之脈令人腰痛，得俯不得仰，仰則恐仆，得之舉重傷腰，衝絡絕傷，惡血歸之。刺之在郄陽之筋間，上郄數寸，衝居為二痏出血。

會陰之脈令人腰痛，痛上漯漯然汗出，汗乾令人欲飲，飲已欲走。刺直陽之脈上三痏，在蹻上郄下三寸所橫居，視其盛者出血。（《素問》漯漯然作漯漯然，三寸作五寸）

飛揚之脈令人腰痛，痛上佛然，甚則悲以恐。刺飛揚之脈，在內踝上二寸，少陰之前，與陰維之會。

昌陽之脈令人腰痛，痛引膺，目䀮䀮然，甚則反折，舌捲不能言。刺內筋為二痏，在內踝上大筋（《素問》大筋作太陰）後，上踝一寸所。

散脈令人腰痛而熱，熱甚而煩，腰下如有橫木居其中，甚則遺溲。刺散脈在膝前骨肉分間，絡外廉束脈，為三痏。

肉裏之脈令人腰痛，不可以欬，欬則筋攣。刺肉裏之脈為二痏，在太陽之外，少陽絕骨之端。

腰痛夾脊而痛至頭几几然，目䀮䀮然欲僵仆，刺足太陽郄中出血。腰痛引少腹控䏚，不可以仰俯。刺尻交者，兩踝胛上，以月死生為痏數，髮針立已（《素問》云：左取右，右取左）。

腰痛上寒，取足太陽、陽明；痛上熱，取足厥陰；不可以俯仰，取足少陽；中熱而喘，取足少陰郄中血絡。

腰痛上寒，實則脊急強，長強主之。

小腹痛，控睪引腰脊，疝痛上衝心，腰脊強，溺難黃赤，口乾，小腸俞主之。

腰脊痛強引背、少腹，俯仰難，不得仰息，腳痿重，尻不舉，溺赤，腰以下至足青不仁，不可以坐起，膀胱俞主之。

腰痛不可以俯仰，中膂內俞主之。腰脊痛而清，善傴，睪跳騫，上髎主之。

腰痛怏怏不可以俯仰，腰以下至足不仁，入脊，腰

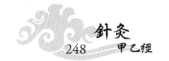

背寒，次髎主之，先取缺盆，後取尾骶與八髎。

腰痛大便難，飧泄，腰尻中寒，中髎主之。

腰痛脊急，脅下滿，小腹堅急，志室主之。

腰脊痛，惡風，少腹滿堅，癃閉下重，不得小便，胞肓主之。

腰痛骶寒，俯仰急難，陰痛下重，不得小便，秩邊主之。

腰痛控睪、小腹及股，卒俯不得仰，刺氣衝。

腰痛不得轉側，章門主之。

腰痛不可以久立俯仰，京門及行間主之。

腰痛少腹痛，下髎主之。

腎腰痛不可俯仰，陰陵泉主之。

腰痛少腹滿，小便不利如癃狀，羸瘦，意恐懼，氣不足，腹中悒悒，太衝主之。

腰痛少腹痛，陰包主之。

腰痛大便難，湧泉主之。

腰脊相引如解，實則閉癃，淒淒，腰脊痛宛轉，目循循嗜臥，口中熱，虛則腰痛，寒厥煩心悶，大鐘主之。

腰痛引脊內廉，復溜主之，春無見血，若太多，虛不可復。

腰痛不能舉足，少坐，若下車躓地，脛中憍憍然，申脈主之。

腰痛如小錘居其中，佛然腫痛，不可以咳，咳則筋縮急，諸節痛，上下無常，寒熱，陽輔主之。

腰痛不可舉，足跟中踝後痛，腳痿，僕參主之。腰

痛夾脊至頭几几然，目䀮䀮，委中主之。

腰痛得俯不得仰，仰則恐仆，得之舉重，惡血歸之，殷門主之。

腰脊痛，尻脊股臀陰寒大痛，虛則血動，實則並熱痛，痔痛尻膭中腫，大便直出，承扶主之。

三焦膀胱受病發少腹腫不得小便第九

少腹腫痛，不得小便，邪在三焦約，取之足太陽大絡，視其結絡脈與厥陰小結絡而血者，腫上及胃脘取三里。

三焦病者，腹脹氣滿，少腹尤甚堅，不得小便，窘急，溢則為水，留則為脹，候在足太陽之外大絡，絡在太陽、少陽之間，亦見於脈，取委陽。

膀胱病者，在少腹偏腫而痛，以手按之，則欲小便而不得，眉上熱，若脈陷，及足小指外側及脛踝後皆熱者，取委中。

病在少腹痛，不得大小便，病名曰疝，得寒則少腹脹，兩股間冷，刺腰股間，刺而多之盡炅，病已。少腹滿大，上走胸至心，索索然身時寒熱，小便不利，取足厥陰。

胞轉不得溺，少腹滿，關元主之。

小便難，水脹滿，溺出少，轉胞不得溺，曲骨主之。

少腹脹急，小便不利，厥氣上頭巔，漏谷主之。

溺難，痛，白濁，卒疝，少腹腫，咳逆嘔吐，卒陰

跳，腰痛不可以俯仰，面黑，熱，腹中䐜滿，身熱，厥痛，行間主之。

少腹中滿，熱閉不得溺，足五里主之。

少腹中滿，小便不利，湧泉主之。

筋急身熱，少腹堅腫，時滿，小便難，尻股寒，髀樞痛，引季脅內控八髎，委中主之。

陰胞有寒，小便不利，承扶主之。

三焦約內閉發不得大小便第十

內閉不得溲，刺足少陰、太陽與骶上以長針。氣逆，取其太陰、陽明。厥甚，取少陰、陽明動者之經。

三焦約，大小便不通，水道主之。

大便難，中渚及太白主之。大便難，大鐘主之。

足厥陰脈動喜怒不時發疝遺溺癃第十一

黃帝問曰：刺節言去衣者，刺關節之支絡，願聞其詳。岐伯對曰：腰脊者人之關節，股胻者人之趨翔，莖睪者身中之機，陰精之候，津液之道路也。故飲食不節，喜怒不時，津液內流而下溢於睪，血道不通，炅不休息，俯仰不便，趨翔不能，榮然有水，不上不下，鈹石所取，形不可匿，裳不可蔽，名曰去衣。

問曰：有癃者，一日數十溲，此不足也。身熱如炭，頸膺如格，人迎躁盛，喘息氣逆，此有餘也。陰氣不

足，則太陰脈細如髮者，此不足者也。其病安在？

對曰：病在太陰，其盛在胃，頗在肺，病名曰厥，死不治。此得五有餘，二不足。

問曰：何謂五有餘、二不足？

對曰：所謂五有餘者，病之氣有餘也；二不足者，小病氣之不足也。今外得五有餘，內得二不足，此其不表不五里，亦死證明矣。

狐疝驚悸少氣，巨闕主之。

陰疝引睪，陰交主之。

少腹痛，溺難，陰下縱，橫骨主之。

少腹疝，臥善驚，氣海主之。

暴疝，少腹大熱，關元主之。

陰疝，氣疝，天樞主之。

癲疝，大巨及地機、中都主之。

陰疝，痿，莖中痛，兩丸騫痛，不可仰臥，刺氣衝主之。

陰疝，衝門主之。

男子陰疝，兩丸上下，小腹痛，五樞主之。

陰股內痛，氣癃，狐疝走上下，引少腹痛，不可俯仰上下，商丘主之。

狐疝，太衝主之。

陰跳遺溺，小便難而痛，陰上入腹中，寒疝陰挺出偏大腫，腹臍痛，腹中悒悒不樂，大敦主之。

腹痛上搶心，心下滿癃，莖中痛，怒瞋不欲視，泣出，長太息，行間主之。

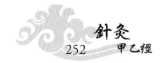

㿗疝，陰暴痛，中封主之。

疝，㿗，臍少腹引痛，腰中痛，中封主之。

氣㿗，小便黃，氣滿塞，虛則遺溺，身時寒熱，吐逆，溺難，腹滿，石門主之。

氣㿗，㿗疝陰急，股樞腨內廉痛，交信主之。

陰跳腰痛，實則挺長，寒熱，攣，陰暴痛，遺溺，偏大，虛則暴癢氣逆，腫睪卒疝，小便不利如癃狀，數噫恐悸，氣不足，腹中悒悒，少腹痛，嗌中有熱，如有瘜肉狀，如著欲出，背攣不可俯仰，蠡溝主之。

丈夫㿗疝，陰跳痛引纂中，不得溺，腹中支，脅下榰滿，閉癃，陰痿，後時泄，四肢不收，實則身疼痛，汗不出，目䀮䀮然無所見，怒欲殺人，暴痛引髕，下節時有熱氣，筋攣膝痛不可屈伸，狂如新發，衄，不食，喘呼，少腹痛引嗌，足厥痛，湧泉主之。

癃疝，然谷主之。

卒疝，少腹痛，照海主之，病在左取右，右取左，立已。

陰暴起，疝，照海主之（《千金》云四肢淫濼，身悶），至陰主之。

遺溺，關門及神門、委中主之。

胸滿膨膨然，實則癃閉，腋下腫，虛則遺溺，腳急兢兢然，筋急痛，不得大小便，腰痛引腹不得俯仰，委陽主之。

癃，中髎主之。

氣癃溺黃，關元及陰陵泉主之。

氣癃，小便黃，氣滿，虛則遺溺，石門主之。

癃，遺溺，鼠蹊痛，小便難而白，箕門主之。

小便難，竅中熱，實則腹皮痛，虛則癢瘙，會陰主之。

小腸有熱，溺赤黃，中脘主之。

溺黃，下廉主之。

小便黃赤，完骨主之。

小便黃，腸鳴相逐，上廉主之。

勞癉，小便赤難，前谷主之。

足太陽脈動發下部痔脫肛第十二

痔痛，攢竹主之。

痔，會陰主之。凡痔與陰相通者死，陰中諸病，前後相引痛，不得大小便，皆主之。

痔骨蝕，商丘主之。

痔，篡痛，飛揚、委中及承扶主之；痔，篡痛，承筋主之。

脫肛下，刺氣衝主之。

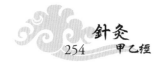
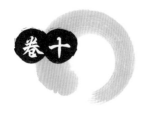

陰受病發痹第一（上）

黃帝問曰：周痹之在身也，上下移徙，隨其脈上下，左右相應，間不容空，願聞此痛在血脈之中耶，將在分肉之間乎，何以致是？其痛之移也，間不及下針，其蓄痛之時，不及定治而痛已止矣，何道使然？

岐伯對曰：此眾痹也，非周痹也。此各在其處，更發更止，更居更起，以左應右，以右應左，非能周也，更發更休。刺此者，痛雖已止，必刺其處，勿令復起。

問曰：周痹何如？對曰：周痹在於血脈之中，隨脈以上，循脈以下，不能左右，各當其所。其痛從上下者，先刺其下以遏之，後刺其上以脫之；其痛從下上者，先刺其上以遏之，後刺其下以脫之。

問曰：此病安生，因何有名？對曰：風寒濕氣客於分肉之間，迫切而為沫，沫得寒則聚，聚則排分肉而分裂，分裂則痛，痛則神歸之，神歸之則熱，熱則痛解，痛解則厥，厥則他痹發，發則如是。此內不在藏，而外未發於皮，獨居分肉之間，真氣不能周，故名曰周痹。故刺痹者，必先循切其上下之大經，視其虛實，及大絡之血結而不通者，及虛而脈陷空者而調之，熨而通之，其瘈緊者，

轉引而行之。

問曰：何以候人之善病痺者？少俞對曰：粗腠理而肉不堅者，善病痺。欲知其高下，視其三部。問曰：刺有三變何也？對曰：有刺營者，有刺衛者，有刺寒痺之留經者。刺營者出血，刺衛者出氣，刺寒痺者內熱。

問曰：營衛寒痺之為病奈何？對曰：營之生病也，寒熱少氣，血上下行。衛之生病也，氣痛，時來去，怫愾賁向，風寒客於腸胃之中。寒痺之為病也，留而不去，時痛而皮不仁。

問曰：刺寒痺內熱奈何？對曰：刺布衣者，用火焠之。刺大人者，藥熨之。方用醇酒二十升，蜀椒一升，乾薑一升，桂一升，凡四物，各細㕮咀，著清酒中。綿絮一斤，細白布四丈二尺，並內酒中。置酒馬矢熅中，蓋封塗，勿使氣泄。五日五夜，出布絮曝乾，復漬之，以盡其汁。每漬必晬其日，乃出布絮乾之，並用滓與絮布長六七尺為六巾，即用之生桑炭炙巾，以熨寒痺所刺之處，令熱入至於病所，寒復炙巾以熨之，三十遍而止；即汗出，炙巾以拭身，以三十遍而止。起步內中，無見風，每刺必熨，如此病已矣，此所謂內熱。

曰：痺將安生？曰：風寒濕三氣合至，雜而為痺。其風氣勝者為行痺。寒氣勝者為痛痺，濕氣勝者為著痺。曰：其有五者何也？曰：以冬遇此者為骨痺，以春遇此者為筋痺，以夏遇此者為脈痺，以至陰遇此者為肌痺，以秋遇此者為皮痺。曰：內舍五臟六腑，何氣使然？曰：五臟皆有合，病久而不去者，內舍於合。故骨痺不已，復感於

邪，內舍於腎；筋痺不已，復感於邪，內舍於肝；脈痺不已，復感於邪，內舍於心；肌痺不已，復感於邪，內舍於脾；皮痺不已，復感於邪，內舍於肺。所謂痺者，各以其時，重感於風寒濕之氣也。

諸痺不已，亦益內也。其風氣勝者，其人易已。問曰：其時有死者，或疼久者，或易已者，何也？對曰：其入臟者死，其留連筋骨間者疼久，其留連皮膚間者易已。曰：其客六腑者何如？曰：此亦其飲食居處為其病本也。六腑各有俞，風寒濕氣中其俞，而食飲應之，循俞而入，各舍其府也。問曰：以針治之奈何？對曰：五臟有俞，六腑有合，循脈之分，各有所發，各治其過，則病瘳矣。

問曰：營衛之氣，亦令人痺乎？對曰：營者水穀之精氣也，和調五臟，灑陳六腑，乃能入於脈。故循脈上下，貫五臟，絡六腑。衛者水穀之悍氣也，其氣慓疾滑利，不能入於脈也。故循皮膚之中，分肉之間，薰於肓膜，散於胸腹，逆其氣則病，順其氣則癒，不與風寒濕氣合，故不為痺也。

陰受病發痺第一（下）

黃帝問曰：痺或痛，或不痛，或不仁，或寒，或熱，或燥，或濕者，其故何也？岐伯對曰：痛者，其寒氣多，有寒故痛。其不痛不仁者，病久入深，營衛之行澀，經絡時疏，故不痛，皮膚不營，故不仁。其寒者，陽氣少，陰氣多，與病相益，故為寒。其熱者，陽氣多，陰氣

少，病氣勝，陽乘陰，故為熱。其多寒汗出而濡者，此其逢濕勝也。其陽氣少，陰氣盛，兩氣相感，故寒汗出而濡也。夫痺在骨則重，在脈則凝而不流，在筋則屈而不伸，在肉則不仁，在皮則寒，故具此五者則不痛。凡痺之類，逢寒則急，逢熱則縱。

問曰：或有一脈生數十病者，或痛或癰，或熱、或寒或癢，或痺或不仁，變化無有窮時，其故何也？對曰：此皆邪氣之所生也。問曰：人有真氣，有正氣，有邪氣，何謂也？對曰：真氣者，所受於天，與水穀氣並而充身者也。正氣者，正風，從一方來，非虛風也。邪氣者，虛風也。虛風之賊傷人也，其中人也深，不得自去。正風之中人也淺而自去，其氣柔弱，不能傷真氣，故自去。

虛邪之中人也，悽索動形，起毫毛而發腠理，其入深，內搏於骨則為骨痺；搏於筋則為筋攣；搏於脈中則為血閉而不通，則為癰；搏於肉中，與衛氣相搏，陽勝則為熱，陰勝則為寒，寒則其氣去，去則虛，虛則寒；搏於皮膚，其氣外發，腠理開，毫毛搖，氣往來微行則為癢；氣留而不去故為痺；衛氣不行則為不仁。

病在骨，骨重不可舉，骨髓疫痛，寒氣至，名曰骨痺。深者刺無傷脈肉為故，其道大小分，骨熱病已止。病在筋，筋攣節痛，不可以行，名曰筋痺。刺筋上為故，刺分肉間，不可中骨，病起筋熱，病已止。病在肌膚，肌膚盡痛，名曰肌痺，傷於寒濕。刺大分、小分，多髮針而深之，以熱為故，無傷筋骨，筋骨傷，癰發若變。諸分盡熱，病已止。

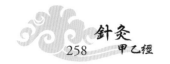

問曰：人身非衣寒也，中非有寒氣也，寒從中生者何？對曰：是人多痹，陽氣少而陰氣多，故身寒如從水中出。問曰：人有身寒，湯火不能熱也，厚衣不能溫也，然不為凍栗，是為何病？對曰：是人者，素腎氣勝，以水為事，太陽氣衰，腎脂枯不長。一水不能勝兩火。腎者水也，而主骨，腎不生則髓不能滿，故寒甚至骨。所以不能凍栗者，肝一陽也，心二陽也，腎孤臟也，一水不能勝上二火，故不能凍栗，病名曰骨痹，是人當攣節。著痹不去，久寒不已，為肝痹（一作骭痹）。

骨痹舉節不用而痛，汗注煩心，取三陰之經補之。厥痹者，厥氣上及腹，取陰陽之絡，視主病者，瀉陽補陰經也。風痹注病（《靈樞》作淫㒦），不可已者，足如履冰，時如入湯，中股脛，淫濼，煩心頭痛，時嘔時悶，眩已汗出，久則目眩，悲以喜怒，短氣不樂，不出三年死。足髀不可舉，側而取之，在樞闔中，以圓利針，大針不可。

膝中痛，取犢鼻，以圓利針，針發而間之，針大如牦，刺膝無疑。

足不仁，刺風府。腰以下至足清不仁，不可以坐起，尻不舉，腰俞主之。痹，會陰及太淵、消濼、照海主之。嗜臥，身體不能動搖，大溫，三陽絡主之。骨痹煩滿，商丘主之。足下熱痛，不能久立，濕痹不能行，三陰交主之。膝內廉痛引髕不可屈伸，連腹引咽喉痛，膝關主之。痹，脛重，足跗不收，跟痛，巨虛下廉主之。脛痛，足緩失履，濕痹，足下熱不能久立，條口主之。脛苕苕

痺，膝不能屈伸，不可以行，梁五主之。膝寒痺不仁，不可屈伸，髀關主之。

膚痛痿痺，外丘主之。膝外廉痛，不可屈伸，脛痺不仁，陽關主之。髀痺引膝股外廉痛，不仁，筋急，陽陵泉主之。寒氣在分肉間，痛上下，痺不仁，中瀆主之。髀樞中痛，不可舉，以毫針寒留之，以月生死為痏數，立已，長針亦可。腰脅相引痛急，髀筋瘛，脛痛不可屈伸，痺不仁，環跳主之。風寒從足小指起，脈痺上下帶，胸脅痛無常處，至陰主之。足大指搏傷，下車挃地通背指端傷為筋痺，解谿主之。

陽受病發風第二（上）

黃帝問曰：風之傷人也，或為寒熱，或為熱中，或為寒中，或為厲風，或為偏枯。其為風也，其病各異，其名不同，或內至五臟六腑，不知其解，願聞其說？岐伯對曰：風氣藏於皮膚之間，內不得通，外不得泄，風氣者，善行而數變，腠理開則淒（《素問》作灑然）寒，閉則熱而悶，其寒也則衰食飲，其熱也則消肌肉，使人解㑊（《素問》作㤄㗩）。悶而不能食，名曰寒熱。

風氣與陽明入胃，循脈而上至目內眥，其人肥則風氣不得外泄，則為熱中而目黃；人瘦則外泄而寒，則為寒中而泣出。風氣與太陽俱入，行諸脈俞，散分肉間。衛氣悍，邪時與衛氣相干（《素問》無衛氣悍那時五字），其道不利，故使肌肉膹脹而有瘍；衛氣凝而有所不行，故其

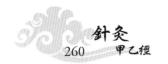

肉有不仁。厲者，有榮氣熱浮，其氣不清，故使鼻柱壞而色敗，皮膚瘍以潰。風寒客於脈而不去，名曰厲風，或曰寒熱。

以春甲乙傷於風者，為肝風，以夏丙丁傷於風者，為心風。以季夏戊己傷於風者，為脾風。以秋庚辛傷於風者，為肺風。以冬壬癸傷於風者，為腎風。風氣中五臟六腑之俞，亦為臟腑之風，各入其門戶。風之所中則為偏風。風氣循風府而上，則為腦風。入系頭則為目風眼寒，飲酒中風，則為漏風。入房汗出中風，則為內風。新沐中風，則為首風。久風人中，則為腸風飧泄，而外在腠理，則為泄風。故風者，百病之長也，至其變化乃為他病，無常方，然故有風氣也。

肺風之狀，多汗惡風，色餅然白，時咳短氣，晝日則差，暮則甚，診在眉上，其色白。

心風之狀，多汗惡風，焦絕善怒，色赤，病甚則言不快，診在口，其色赤。

肝風之狀，多汗惡風，善悲，色微蒼，嗌乾善怒，時憎女子，診在目下，其色青。

脾風之狀，多汗惡風，身體怠惰，四肢不欲動，色薄微黃，不嗜食，診在鼻上，其色黃。

腎風之狀，多汗惡風，面疣然浮腫，腰脊痛，不能正立，色炲，隱曲不利，診在肌上，其色黑。

胃風之狀，頸多汗惡風，食飲不下，膈塞不通，腹善滿，失衣則䐜脹，食寒則泄，診形瘦而腹大。

首風之狀，頭痛，面多汗惡風，先當風一日，則病

甚，頭痛不可以出內，至其風日，則病少癒。

漏風之狀，或多汗，常不可單衣，食則汗出，甚則身汗，喘息惡風，衣常濡，口乾善渴，不能勞事。

泄風之狀，多汗，汗出泄衣上，咽（《素問》作口中）乾，上漬其風，不能勞事，身體盡痛則寒。

問曰：邪之在經也，其病人何如？取之奈何？

對曰：天有宿度，地有經水，人有經脈。天地溫和，則經水安靜；天寒地凍，則經水凝泣；天暑地熱，則經水沸溢；風暴起，則經水波舉（《素問》作湧）而隴起。夫邪之入於脈也，寒則血凝泣，暑則氣淖澤，虛邪因而入客也。亦如經水之得風也，經之動脈，其至也亦時隴起，於脈中循循然。其至寸口中手也，時大時小，大則邪至，小則平。其行無常處，在陰與陽不可為度。循而察之，三部九候。卒然逢之，早遏其路。吸則內針，無令氣忤。靜以久留，無令邪布。吸則轉針，以得氣為故。候呼引針，呼盡乃去。大氣皆出，故名曰瀉。

問曰：不足者補之奈何？

對曰：必先捫而循之，切而散之，推而按之，彈而怒之，抓而下之，通而取之，外引其門，以閉其神。呼盡內針，靜以久留，以氣至為故。如待所貴，不知日暮。其氣已至，適以自護。候吸引針，氣不得出，各在其處。推闔其門，令（《素問》作神）氣存。大氣留止，故名曰補。

問曰：候氣奈何？

對曰：夫邪去絡，入於經，舍於血脈之中，其寒溫

未相得，如湧波之起也，時來時去，故不常在。故曰：方其來也，必按而止之，止而取之，無迎（《素問》作逢）其沖而瀉之。真氣者經氣也，經氣太虛，故曰其氣（《素問》作其來）不可逢，此之謂也。故曰候邪不審，大氣已過，瀉之則真氣脫，脫則不復，邪氣復至而病益畜。故曰其往不可追，此之謂也，不可掛以發者，待邪之至時而髮針瀉焉。若先若後者，血氣已盡，其病不下。故曰知其可取如發機，不知其取如叩椎。故曰：知機道者不可掛以發，不知機者叩之不發，此之謂也。

問曰：真邪以合，波隴不起，候之奈何？

對曰：審捫循三部九候之盛虛而調之。不知三部者，陰陽不別，天地不分。地以候地，天以候天，人以候人，調之中府，以定三部。故曰刺不知三部九候病脈之處，雖有太過，且至工不得（《素問》作能）禁也。誅罰無過，命曰大惑。反亂大經，真不可復。用實為虛，以邪為正（《素問》作真）。用針無義，反為氣賊，奪人正氣，以順為逆，營衛散亂。真氣已失，邪獨內著，絕人長命，予人天殃。不知三部九候，故不能久長。固（《素問》作因）不知合之四時五行，因加相勝，釋邪攻正，絕人長命。邪之新客來也，未有定處，推之則前，引之則止，逢而瀉之，其病立已。

問曰：人之善病風，灑灑汗出者，何以候之？曰：肉不堅、腠理疎者，善病風。

對曰：何以候肉之不堅也？曰：膕肉不堅而無分理者，肉不堅；膚粗而皮不致者，腠理疎也。

陽受病發風第二（下）

黃帝問曰：刺節言解惑者，盡知調諸陰陽，補瀉有餘不足相傾移也，何以解之？

岐伯對曰：大風在身，血脈偏虛，虛者不足，實者有餘，輕重不得，傾側宛伏，不知東西南北，乍上乍下，反覆顛倒無常，甚於迷惑。補其不足，瀉其有餘，陰陽平復。用針如此，疾於解惑。

淫邪偏客於半身，其入深，內居營衛，營衛稍衰，則真氣去，邪氣獨留，發為偏枯；其邪氣淺者，脈偏痛。

風逆，暴，四肢腫，身漯漯，晞然時寒，饑則煩，飽則善變，取手太陰表裏，足少陰、陽明之經。肉清取滎，骨清取井、經也。

偏枯，身偏不用而痛，言不變，智不亂，病在分腠之間，巨針取之，益其不足，損其有餘，乃可復也。痱之為病也，身無痛者，四肢不收，智亂不甚，其言微知可治；甚則不能言，不可治也。

病先起於陽，後入於陰者，先取其陽，後取其陰，必審其氣之浮沉而取之。病大風骨節重，鬚眉墜，名曰大風。刺肌肉為故，汗出百日，刺骨髓汗出百日，凡二百日，鬚眉生而止針。

問曰：有病身熱懈墮，汗出如浴，惡風少氣，此為何病？對曰：名酒風，治之以澤瀉、朮各十分，麋銜五分，合以三指撮為後飲。身有所傷，出血多，及中風寒，若有所墜墮，四肢懈惰不收，名曰體解。取其少腹臍下三

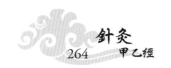

結交。三結交者，陽明、太陰（一本作陽）臍下三寸關元也。

風眩善嘔，煩滿，神庭主之；如顏青者，上星主之。取上星者，先取譩譆，後取天牖、風池。

頭痛顏青者，囟會主之。

風眩引頷痛，上星主之，取上星，亦如上法。

風炫目瞑，惡風寒，面赤腫，前頂主之。

頂上痛，風頭重，目如脫，不可左右顧，百會主之。

風炫目眩，顱上痛，後頂主之。

頭重項痛，目不明，風到腦中寒，重衣不熱，汗出，頭中惡風，刺腦戶主之。

頭痛項急，不得傾倒，目眩，鼻不得喘息，舌急難言，刺風府主之。

頭眩目痛，頭半寒，玉枕主之。

腦風目瞑，頭痛，風眩目痛，腦空主之。

頸頷楮滿，痛引牙齒，口噤不開，急痛不能言，曲鬢主之。

頭痛引頸，竅陰主之。風頭，耳後痛，煩心，及足不收失履，口喎噼，頭項搖瘛，牙車急，完骨主之。

眩，頭痛重，目如脫，項似拔，狂見鬼，目上反，項直不可以顧，暴攣，足不任身，痛欲折，天柱主之。

腰脊強，不得俯仰，刺脊中。大風汗出，膈俞主之，又譩譆主之。

眩，頭痛互引，目中赤痛痛，刺絲竹空主之。

口噼，顴髎及齦交、下關主之。

面目惡風寒，順腫臃痛，招搖視瞻，瘈瘲口僻，巨髎主之。口不能水漿，喎僻，水溝主之。

口僻禁，外關主之。

瘈瘲，口沫出，上關主之。

偏枯，四肢不用，善驚，大巨主之。

大風逆氣，多寒善悲，大橫主之。

手臂不得上頭，尺澤主之。

風汗出，身腫，喘喝多睡，恍惚善忘，嗜臥不覺，天府主之（在腋下三寸臂內動脈之中）。

風熱，善怒，中心喜悲，思慕歔欷，善笑不休，勞宮主之。

兩手攣不收伸及腋偏枯不仁，手瘈偏小筋急，大陵主之。

頭身風熱，善嘔，怵惕寒中少氣，掌中熱，肘攣腋腫，間使主之。

足不收，痛不可以行，天泉主之。

足下緩失履，衝陽主之。

手及臂攣，神門主之。

痱痿，臂腕不用，唇吻不收，合谷主之。

肘痛不能自帶衣，起頭眩，頷痛面黑，風，肩背痛不可顧，關衝主之。

嗌外腫，肘臂痛，五指瘈不可屈伸，頭眩，頷額顱痛，中渚主之。

馬刀腫瘻，目痛，肩不舉，心痛楂滿，逆氣，汗出，口噤不可開，支溝主之。

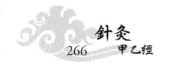

大風默默，不知所痛，嗜臥善驚瘈瘲，天井主之。

偏枯，臂腕發痛，肘屈不得伸手，又風頭痛，涕出，肩臂頸痛，項急，煩滿驚，五指掣不可屈伸，戰怵，腕骨主之。

風眩，驚，手腕痛，泄風，汗出至腰，陽谷主之（《千金》手腕痛作手捲）。

風逆，暴四肢腫，濕則唏然寒，饑則煩心，飽則眩，大都主之。

風入腹中，夾臍急，胸脅榰滿，衄不止，五指端盡痛，足不踐地，湧泉主之。

偏枯不能行，大風默默不知所痛，視如見星，溺黃，小腹熱，咽乾，照海主之，瀉左陰蹻、右少陰俞。先刺陰蹻，後刺少陰，在橫骨中。

風逆，四肢腫，復溜主之。

風從頭至足，面目赤，口痛嚙舌，解谿主之。

四肢腫，身濕，豐隆主之。

大風，目外眥痛，身熱痱，缺盆中痛，臨泣主之。

善自嚙頰，偏枯，腰髀樞痛，善搖頭，京骨主之。

大風，頭多汗，腰尻腹痛，踹跟腫，上齒痛，脊背尻重不欲起，聞食臭，惡聞人音，泄風從頭至足，崑崙主之。

痿厥，風頭重，頞痛，樞股踹外廉骨痛，瘈瘲，痺不仁，振寒，時有熱，四肢不舉，跗陽主之。

腰痛，頸項痛，曆節汗出而步失履，寒腹不仁，踹中痛，飛揚主之。

八虛受病發拘攣第三

黃帝問曰：人有八虛，各以何候？岐伯對曰：肺心有邪，其氣留於兩肘；肝有邪，其氣留於兩腋；脾有邪，其氣留於兩髀；腎有邪，其氣留於兩膕。凡此八虛者，皆機關之室，真氣之所過，血絡之所由，邪氣惡血，因而不得留，留則傷筋骨，機關不得屈伸，故拘攣。

暴拘攣，癇眩，足不任身，取天柱主之。腋拘攣，暴脈急，引脅而痛，內引心肺，譩譆主之。從項至脊，自脊已下至十二椎，應手刺之，立已。轉筋者，立而取之，可令遂已；痿厥者，張而引之，可令立快矣。

熱在五臟發痿第四

黃帝問曰：五臟使人痿，何也？岐伯對曰：肺主身之皮毛，心主身之血脈，肝主身之筋膜，脾主身之肌肉，腎主身之骨髓。故肺氣熱則葉焦，焦則皮毛膚弱急薄著，著則生痿躄矣。故心氣熱則下脈厥而上，上則下脈虛，虛則生脈痿，樞折挈，脛腫而不任地（《素問》瘈作挈，腫作瘲）。

肝氣熱則膽泄，口苦筋膜乾，筋膜乾則筋急而攣，發為筋痿。脾氣熱則胃乾而渴，肌肉不仁，發為肉痿。腎氣熱則腰脊不舉，骨枯而髓減，發為骨痿。

問曰：何以得之？對曰：肺者，臟之長也，為心之蓋，有所亡失，所求不得，則發為肺鳴，鳴則肺熱葉焦，

發為痿躄。悲哀太甚則胞絡絕，胞絡絕則陽氣內動，發則心下崩，數溲血。故《本病》曰：大經空虛，發為脈痺，傳為脈痿。思想無窮，所願不得，意淫於外，入房太甚，宗筋弛縱，發為筋痿，及為白淫。故《下經》曰：筋痿生於肝，使內也。有漸於濕，以水為事，若有所留，居處傷濕，肌肉濡漬，痺而不仁，發為肉痿。故《下經》曰：肉痿者得之濕地。有所遠行勞倦，逢大熱而渴，渴則陽氣內伐，內伐則熱舍於腎，腎者水臟，今水不勝火，則骨枯而髓空，故足不任身，發為骨痿。故《下經》曰：骨痿生於大熱。

問曰：何以別之？對曰：肺熱者，色白而毛敗；心熱者，色赤而絡脈溢；肝熱者，色蒼而爪枯；脾熱者，色黃而肉蠕動；腎熱者，色黑而齒槁。問曰：治痿者獨取陽明。何謂也？

對曰：陽明者，五臟六腑之海，主潤宗筋。宗筋者，主束骨而利機關。衝脈者，經脈之海，主滲灌溪谷，與陽明合於宗筋。陰陽總宗筋之會，會於氣衝，而陽明為之長，皆屬於帶脈，而絡於督脈。故陽明虛則宗筋縱，帶脈不引，故足痿不用。治之各補其滎而通其俞，調其虛實，和其逆順，則筋脈骨肉，各以其時受月，則病已矣。

痿厥，為四末束悶，乃疾解之。日二，不仁者，十日而知，無休，病已止。口緩不收，痿不能行，不能言語，手足痿躄不能行，地倉主之。

痿不相知，太白主之（一云身重骨痿不相知）。

痿厥，身體不仁，手足偏小，先取京骨，後取中

封、絕骨皆瀉之。

瘖厥寒，足腕不收，躄，坐不能起，髀樞腳痛，丘墟主之。

虛則痿躄，坐不能起，實則厥，脛熱膝痛，身體不仁，手足偏小，善齧頰，光明主之。

手太陰陽明太陽少陽脈動發肩背痛肩前臑皆痛肩似拔第五

肩痛不可舉，天容及秉風主之。

肩背髀痛，臂不舉，寒熱淒索，肩井主之。

肩腫不得顧，氣舍主之。

肩背髀痛不舉，血瘀肩中，不能動搖，巨骨主之。

肩中熱，指臂痛，肩髃主之。

肩重不舉，臂痛，肩髎主之。

肩重肘臂痛，不可舉，天宗主之。

肩胛中痛，而寒至肘，肩外俞主之。

肩胛周痹，曲垣主之。

肩痛不可舉，引缺盆痛，雲門主之。

肘痛，尺澤主之。

臂瘛引口，中惡寒鬢腫，肩痛引缺盆，商陽主之。

肩肘中痛，難屈伸，手不可舉，腕重急，曲池主之。

肩肘節酸重，臂痛，不可屈伸，肘髎主之。

肩痛不能自舉，汗不出，頸痛，陽池主之。肘中濯濯，臂內廉痛，不可及頭，外關主之。

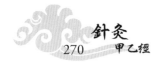

肘痛引肩，不可屈伸，振寒熱，頸項肩背痛，臂痿痹不仁，天井主之（《千金》云肩內麻木）。

肩不可舉，不能帶衣，清冷淵主之。

肘臂腕中痛，頸腫不可以顧，頭項急痛，眩，淫濼，肩胛小指痛，前谷主之。

肩痛不可自帶衣，臂腕外側痛不舉，陽谷主之。

臂不可舉，頭項痛，咽腫不可咽，前谷主之。

肩痛欲折，臑如拔，手不能自上下，養老主之。

肩背頭痛時眩，湧泉主之。

水漿不消發飲第六

溢飲，脅下堅痛，中脘主之。

腰清脊強，四肢懈惰，善怒，咳，少氣，鬱然不得息，厥逆，肩不可舉，馬刀瘻，身瞤，章門主之。

溢飲，水道不通。溺黃，小腹痛裏急腫，洞泄，體痛引骨，京門主之。

飲渴，身體痛，多唾，隱白主之。

腠理氣，臑會主之。

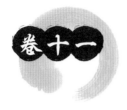

胸中寒發脈代第一

脈代不至寸口，四逆脈鼓不通，雲門主之。

胸中寒，脈代時至，上重下輕，足不能地，少腹脹，上搶心，胸脅榰滿，咳唾有血，然谷主之。

陽厥大驚發狂癇第二

黃帝問曰：人生而病癲疾者，安所得之？岐伯對曰：此得之在母腹中時，其母數有大驚，氣上而不下，精氣並居，故令子發為癲疾。

病在諸陽脈，且寒且熱，諸分且寒且熱，名曰狂。刺之虛脈，視分盡熱，病已止。病初發，歲一發，不治，月一發，不治，月四五發，名曰癲疾。刺諸分，其脈尤寒者，以針補之。病已止（《素問》云諸脈分其無寒者，以針調之，病已止）。

問曰：有病狂怒者，此病安生？對曰：生於陽也。問曰：陽何以使人狂也？對曰：陽氣者因暴折而難決，故善怒，病名曰陽厥。問曰：何以知之？對曰：陽明者常動，太陽少陽不動，不動而動大疾，此其候也。問曰：治

之奈何？對曰：衰（《素問》作奪）其食即已。夫食入於陰，氣長於陽，故奪其食即已。使人服以生鐵落為後飲。夫生鐵落者，下氣候也（《素問》候作疾）。

癲疾，脈搏大滑，久自已；脈小堅急，死不治（一作脈沉小急實，死不治，憚急可治）。癲疾，脈虛可治，實則死。厥成為癲疾。黃疸，暴病厥，癲疾狂，久逆之所生也。五臟不平，六腑閉塞之所生也。

癲疾始生，先不樂，頭重痛，直視，舉目赤甚，作極已而煩心，候之於顏，取手太陽、太陰，血變而止。癲疾始作，而引口啼呼喘悸者，候之以手陽明、太陽，左強者攻其右，右強者攻其左，血變而止。

治癲疾者，常與之居，察其所當取之處，病至視之，有過者即瀉之。置其血於瓠壺之中，至其發時，血獨動矣；不動灸窮骨三十壯。窮骨者尾骶也。

骨癲疾者，頷齒諸俞分肉皆滿，而骨倨強直，汗出煩悶，嘔多涎沫，氣下泄，不治。

脈癲疾者，暴仆，四肢之脈皆脹而縱，脈滿，盡刺之出血；不滿，灸之夾項太陽，又灸帶脈於腰相去三寸，諸分肉本俞。嘔多涎沫，氣下泄，不治。

筋癲疾者，身捲攣急，脈大，刺項大經之大杼，嘔多涎沫，氣下泄不治。

狂之始生，先自悲也，善忘善怒善恐者，得之憂饑。治之先取手太陰、陽明，血變而止，及取足太陰、陽明。狂始發，少臥不饑，自高賢也，自辨智也，自尊貴也。善罵詈，日夜不休。治之取手陽明、太陽、太陰。舌

下少陰，視脈之盛者皆取之，不盛者釋之。

狂，善驚善笑，好歌樂，妄行不休者，得之大恐。治之取手陽明、太陽、太陰。狂，目妄見，耳妄聞，善呼者，少氣之所生也，治之取手太陽、太陰、陽明，足太陰及頭兩顑。狂，多食，善見鬼神，善笑而不發於外者，得之有所大喜。治之取足太陰、陽明、太陽，後取手太陰、陽明、太陽。狂而新發，未應如此者，先取曲泉左右動脈及盛者見血，立頃已；不已以法取之，灸骶骨二十壯。骶骨者，尾屈也。

癲疾嘔沫，神庭及兌端、承漿主之。其不嘔沫，本神及百會、後頂、玉枕、天衝、大杼、曲骨、尺澤、陽谿、外丘、當上脘旁五分，通谷、金門、承筋、合陽主之。委中下二寸為合陽。

癲疾，上星主之，先取譩譆，後取天牖、風池。

癲疾嘔沫，暫起僵仆，惡見風寒，面赤腫，囟會主之。

癲疾狂走，瘈瘲搖頭，口喎戾頸強，強間主之。

癲疾瘈瘲，狂走，頸項痛，後頂主之。後頂，百會後一寸五分。

癲疾，骨酸，眩，狂，瘈瘲，口噤，羊鳴，刺腦戶。

狂易多言不休，及狂走欲自殺，反目妄見，刺風府。

癲疾僵仆，目妄見，恍惚不樂，狂走瘈瘲，絡卻主之。

癲疾大瘦，腦空主之。

癲疾僵仆，狂瘧，完骨及風池主之。

癲疾互引，天柱主之。

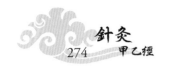

癲疾，怒欲殺人，身柱主之。

狂走癲疾，脊急強，目轉上插，筋俞主之。

癲疾發如狂走者，面皮厚敦敦不治，虛則頭重，洞泄淋癃，大小便難，腰尻重，難起居，長強主之。

癲疾憎風，時振寒，不得言，得寒益甚，身熱狂走，欲自殺，目反妄見，瘛瘲泣出，死不知人，肺俞主之。

癲疾，膈俞及肝俞主之。

癲疾互引反折，戴眼及眩，狂走不得臥，心中煩，攢竹主之，癲疾互引，水溝及齦交主之。

驚，狂瘛瘲眩仆，癲疾，瘖不能言，羊鳴沫出，聽宮主之。

癲疾互引，口喎喘悸者，大迎主之，及取陽明、太陰，候手足變血而止。

狂癲疾，吐舌，太乙及滑肉門主之。

太息善悲，少腹有熱，欲走，日月主之。

狂易，魚際及合谷、腕骨、支正、少海、崑崙主之。

狂言，太淵主之。

心懸如饑狀，善悲而驚狂，面赤目黃，間使主之。狂言笑見鬼，取之陽谿及手足陽明、太陽。

癲疾，多言，耳鳴，口僻頰腫，實則聾齲，喉痹不能言，齒痛，鼻鼽衄，虛則痹，膈俞、偏歷主之。

癲疾，吐舌，鼓頷，狂言見鬼，溫溜主之。在腕後五寸。

目不明，腕急，身熱驚狂，躄痿痹，瘛瘲，曲池主之。

癲疾吐舌，曲池主之。

狂疾，液門主之，又俠谿、丘墟、光明主之。

狂，互引，頭痛，耳鳴，目痛，中渚主之。

熱病汗不出，互引，頸嗌外腫，肩臂酸重，脅腋急痛，四肢不舉，痂疥，項不可顧，支溝主之。

癲疾，吐舌，沫出，羊鳴戾頸，天井主之（在肘後）。

熱病汗不出，狂，互引，癲疾，前谷主之。

狂，互引，癲疾數發，後谿主之。

狂，癲疾，陽谷及築賓、通谷主之。

癲疾，狂，多食，善笑，不發於外，煩心渴，商丘主之。

癲疾，短氣嘔血，胸背痛，行間主之。

痿厥，癲疾，洞泄，然谷主之。狂仆，溫溜主之。

狂癲，陰谷主之。

癲疾，發寒熱，欠，煩滿，悲泣出，解谿主之。

狂，妄走善欠，巨虛、上廉主之。

狂，易見鬼與火，解谿主之。

癲狂，互引僵仆，申脈主之，先取陰蹻，後取京骨，頭上五行；目反上視，若赤痛從內眥始，復下半寸，各三痏，左取右，右取左。

寒厥癲疾，噤齘，瘈瘲驚狂，陽交主之。

癲疾，狂，妄行，振寒，京骨主之。

身痛，狂，善行，癲疾，束骨主之。補諸陽。

癲疾，僵仆，轉筋，僕參主之。

癲疾，目眅眅，䟦䟦，崑崙主之。

癲狂疾，體痛，飛揚主之。

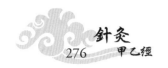
癲疾反折，委中主之。

凡好太息，不嗜食，多寒熱，汗出，病至則善嘔，嘔已乃衰，即取公孫及井俞。實則腸中切痛，厥，頭面腫起，煩心，狂多飲，虛則腹脹，腹中氣大滯，熱痛不嗜食，霍亂，公孫主之。

陽脈下墜陰脈上爭發屍厥第三

屍厥，死不知人，脈動如故，隱白及大敦主之。

恍惚屍厥，煩痛，中極及僕參主之。

屍厥暴死，金門主之。

氣亂於腸胃發霍亂吐下第四

霍亂，刺俞旁五，足陽明及上旁三。

嘔吐煩滿，魄戶主之。

陽逆霍亂，刺人迎，刺入四分，不幸殺人。

霍亂，泄出不自知，先取太谿，後取太倉之原。

霍亂，巨闕、關衝、支溝、公孫、解谿主之。

霍亂泄注，期門主之。

厥逆霍亂，府舍主之。

胃逆霍亂，魚際主之。

霍亂逆氣，魚際及太白主之。

霍亂遺矢失氣，三里主之。

暴霍亂，僕參主之。

霍亂轉筋，金門、僕參、承山、承筋主之。

霍亂脛痹不仁，承筋主之。

轉筋於陽理其陽，轉筋於陰理其陰，皆卒刺之。

足太陰厥病發溏泄下痢第五

春傷於風，夏生飧泄，腸澼。久風為飧泄。飧泄而脈小，手足寒者，難已；飧泄而脈小，手足溫者，易已。

黃帝問曰：腸澼便血何如？岐伯對曰：身熱則死，寒則生。曰：腸澼下白沫何如？曰：脈沉則生，浮則死。曰：腸澼下膿血何如？曰：脈懸絕則死，滑大則生。曰：腸澼之病，身不熱，脈不懸絕何如？曰：脈滑大皆生；懸澀皆死，以臟期之。

飧泄，補三陰交，上補陰陵泉，皆久留之，熱行乃止。

病注下血，取曲泉、五里。

腸中有寒，泄注腸澼便血，會陽主之。

腸鳴澼泄，下髎主之。

腸澼泄切痛，四滿主之。

便膿血，寒中，食不化，腹中痛，腹哀主之。

繞臍痛嗆心，膝寒注利，腹結主之。

溏瘕，腹中痛，臟痹，地機主之。

飧泄，太衝主之。

溏不化食，寒熱不節，陰陵泉主之。

腸澼，中郄主之。

飧泄，大腸痛，巨虛上廉主之。

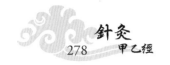

五氣溢發消渴黃癉第六

黃帝問曰：人之善病消癉者，何以候之？岐伯對曰：五臟皆柔弱者，善病消癉。夫柔弱者必剛強，剛強多怒，柔者易傷也。此人薄皮膚而目堅固以深者，長衝直揚，其心剛，剛則多怒，怒則氣上逆，胸中蓄積，血氣逆留（《太素》作留積），腹皮充脹（《太素》作髖皮充肌），血脈不行，轉而為熱，熱則消肌，故為消癉，此言其剛暴而肌肉弱者也。

面色微黃，齒垢黃，爪甲上黃，黃癉也。安臥小便黃赤，脈小而澀者，不嗜食。問曰：有病口甘者，病名曰何，何以得之？對曰：此五氣之溢也，名曰脾癉。夫五味入口，發於脾，胃為之行其精氣，津液在脾，故令人口甘，此肥美之所發也。此人必數食美而多食甘肥，肥令人內熱，甘令人中滿，故其氣上溢，轉為消癉（《太素》作渴）。治之以蘭，除陳氣也。

凡治消癉，治偏枯、厥氣逆滿，肥貴人則膏粱之病也。膈塞閉絕，上下不通，暴憂之病也。消癉脈實大，病久可治；脈懸絕小堅，病久不可治也。

問曰：熱中消中，不可服膏粱芳草石藥，石藥發疽（《素問》作癲），芳草發狂。夫熱中消中者，皆富貴人也。今禁膏粱。是不合其心，禁芳草石藥，是病不癒，願聞其說？對曰：夫芳草之氣美，石藥之氣悍，二者其氣急疾堅勁，故非緩心和人，不可以服此二者。夫熱氣慓悍，藥氣亦然，二者相遇，恐內傷脾，脾者土也而惡木，服此

藥也，至甲乙日當愈甚（《素問》作當更論）。癉成為消中。

黃癉，刺脊中，黃癉善欠，脅下滿欲吐，脾俞主之。

消渴身熱，月赤黃，意舍主之。

消渴嗜飲，承漿主之。

黃癉目黃，勞宮主之。

嗜臥，四肢不欲動搖，身體黃，灸手五里，左取右，右取左。

消渴，腕骨主之。

黃癉熱中善渴，太衝主之。

身黃時有微熱，不嗜食，膝內廉內踝前痛，少氣，身體重，中封主之。

消癉，善喘，氣走喉咽而不能言，手足清，溺黃，大便難，嗌中腫痛，唾血，口中熱，唾如膠，太谿主之。

消渴黃癉，足一寒一熱，舌縱煩滿，然谷主之。

陰氣不足，熱中消穀善饑，腹熱身煩狂言，三里主之。

動作失度內外傷發崩中瘀血嘔血唾血第七

黃帝問曰：人年半百而動作皆衰者，人將失之耶？岐伯對曰：今時之人，以酒為漿，以妄為常，醉以入房，以欲竭其精，以好散其真，不知持滿，不時御神，務快其心，逆於生樂，起居無節，故半百而衰矣。夫聖人之教也，形勞而不倦，神氣從以順，色慾不能勞其目，淫邪不能惑其心，智愚賢不肖，不懼於物，故合於道數，年度百歲而動作不衰者，以其德全不危故也。久視傷血，久臥傷

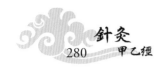

氣，久坐傷肉，久立傷骨，久行傷筋。

問曰：有病胸脅支滿，妨於食，食至則先聞腥臊臭，出清涕，先唾血，四肢清，目眩，時時前後血，何以得之？對曰：病名曰血枯，此得之少年時，有所大奪血。若醉以入房，中氣竭，肝傷，故使月事衰少不來也。治之以烏賊魚骨、藘茹。二物併合，丸以雀卵，大如小豆，以五丸為後飯，飲以鮑魚汁，以飲利腸中及傷肝也。

問曰：勞風為病何如？對曰：勞風法在肺下，其為病也，使人強上而瞑視，唾出若涕，惡風而振寒，此為勞風之病也。問曰：治之奈何？對曰：以救俯仰，太陽引精者三日，中年者五日，不精者七日，咳出青黃涕，狀如膿，大如彈丸，從口中若鼻空出；不出則傷肺，傷肺則死矣。

少氣，身漯漯也，言吸吸也，骨痠體重，懈惰不能動，補足少陰。短氣，息短不屬，動作氣索，補足少陰，去血絡。

男子陰端寒，上衝心中佷佷，會陰主之。

男子脊急目赤，支溝主之。

脊內廉痛，溺難，陰痿不用，少腹急引陰，及腳內廉痛，陰谷主之。

善厭夢者，商丘主之。

丈夫失精，中極主之。

男子精溢，陰上縮，大赫主之。

男子精不足，太衝主之。

崩中，腹上下痛，中郄主之。

胸中瘀血，胸脅楂滿，膈痛，不能久立，膝痿寒，

三里主之。

心下有膈，嘔血，上脘主之。

嘔血，肩息，脅下痛，口乾，心痛與背相引，不可咳，咳則引腎痛，不容主之。

唾血，振寒，嗌乾，太淵主之。

嘔血，大陵及郄門主之。

嘔血上氣，神門主之。

內傷不足，三陽絡主之。內傷唾血不足，外無膏澤，刺地五會（《千金》云凡唾血，瀉魚際，補尺澤）。

邪氣聚於下脘發內癰第八

黃帝問曰：氣為上膈。上膈者，食入而還出，余已知之矣。蟲為下膈，下膈者，食晬時乃出，未得其意，願卒聞之？岐伯對曰：喜怒不適，食飲不節，寒溫不時，則寒汁留於腸中，留則蟲寒，蟲寒則積聚，守於下脘，守下脘則腸胃充廓，衛氣不營，邪氣居之。人食則蟲上食，蟲上食則下脘虛，下脘虛則邪氣勝，勝則積聚以留，留則癰成，癰成則下脘約。其癰在脘內者，則沉而痛深；其癰在脘外者，則癰外而痛浮，癰上皮熱。微按其癰，視氣所行，先淺刺其旁，稍內益深，還而刺之，無過三行，察其浮沉，以為淺深，已刺必熨，令熱入中，日使熱內，邪氣益衰，大癰乃潰，互以參禁，以除其內，恬淡無為，乃能行氣，後服酸苦，化穀乃下膈矣。

曰：有病胃脘癰者，診當何如？曰：診此者，當候

胃脈，其脈當沉澀。沉澀者氣逆，氣逆者則人迎甚盛，甚盛則熱。人迎者，胃脈也，逆而盛則熱聚於胃口而不行，故胃脘為癰。

肝滿腎滿肺滿皆實，則為痘。肺癰喘而兩脅滿；肝癰兩脅下滿，臥則驚，不得小便；腎癰胠下至少腹滿，脛有大小，髀脛跛，易偏枯。

寒氣客於經絡之中發癰疽風成發厲浸淫第九（上）

黃帝問曰：腸胃受穀，上焦出氣，以溫分肉，以養骨節，通腠理。中焦出氣如露，上注溪谷而滲孫脈，津液和調，變化赤而為血；血和則孫絡先滿，乃注於絡脈，絡脈皆盈，乃注於經脈。陰陽乃張，因息而行，行有經紀，周有道理，與天合同，不得休止。切而調之，從虛去實，瀉則不足，疾則氣減，留則先後，從實去虛，補則有餘，血氣已調，神氣乃持。

余已知血氣之至與不至，未知癰疽之所從生，成敗之時，死生之期，期有遠近，何以度之？曰：經脈流行不止，與天同度，與地合紀，故天宿失度，日月薄蝕，地經失紀，水道流溢，草莫不成，五穀不植，經路不通，民不往來，巷聚邑居，別離異處。血氣猶然，請言其故。夫血脈營衛，周流不休，上應天宿，下應經數。寒邪客經絡之中則血泣，血泣則不通，不通則衛氣歸之，不得復反，故癰腫也。寒氣化為熱，熱勝則肉腐，肉腐則為膿，膿不瀉則筋爛，筋爛則骨傷，骨傷則髓消，不當骨空，不得泄

瀉，則筋骨枯空，枯空則筋骨肌肉不相親，經絡敗漏，薰於五臟，臟傷則死矣。

寒氣客於經絡之中發癰疽疽風成發屬浸淫第九（下）

黃帝問曰：病之生時，有喜怒不測，飲食不節，陰氣不足，陽氣有餘，營氣不行，乃發為癰疽，陰陽不通，兩熱相搏，乃化為膿，小針能取之乎？岐伯對曰：夫致使身被癰疽之疾，膿血之聚者，不亦離道遠乎。癰疽之生，膿血之成也，積微之所生。故聖人自治於未形也，愚者遭其已成也。

問曰：其已有形，膿已成，為之奈何？曰：膿已成十死一生。曰：其已成有膿血，可以少針治乎？曰：以小治小者其功小，以大治大者其功大，以小治大者多害大，故其已成膿血者，其惟砭石排鋒之所取也。

曰：多害者，其不可全乎？曰：在逆順焉耳。曰：願聞順逆。曰：已為傷者，其白晴青黑，眼小，是一逆也；內藥而嘔，是二逆也；腹痛渴甚，是三逆也；肩項中不便，是四逆也；音嘶色脫，是五逆也。除此五者為順矣。

邪之入於身也深，其寒與熱相搏，久留而內著，寒勝其熱則骨疼肉枯，熱勝其寒則爛肉腐肌為膿。內傷骨為骨蝕。有所疾前，筋屈不得伸，氣居其間而不反，發為筋瘤也。有所結，氣歸之，衛氣留之，不得復反，津液久留，合而為腸（一本作瘍）疽，瘤久者數歲乃成，以手按之柔。有所結，氣歸之，津液留之，邪氣中之，凝結日以

易甚，連以聚居，為昔瘤，以手按之堅。有所結，氣深中骨，氣因於骨，骨與氣並息，日以益大，則為骨疽。有所結，氣中於肉，宗氣歸之，邪留而不去，有熱則化為膿，無熱則為肉疽。凡此數氣者，其發無常處而有常名。

問曰：病癰腫，頸痛，胸滿腹脹，此為何病？對曰：病名曰厥逆，灸之則瘖，石之則狂，須其氣並，乃可治也，陽氣重上（一本作止），有餘於上，灸之陽氣入陰，入則瘖；石之陽氣虛，虛則狂。須其氣並而治之使癒。

問曰：病頸癰者，或石治之，或以針灸治之，而皆已，其治何在？對曰：此同名而異等者也。夫癰氣之息者，宜以針開除去之；夫氣盛血聚者，宜石而瀉之。此所謂同病而異治者也。

問曰：諸癰腫，筋攣骨痛，此皆安在？對曰：此皆寒氣之腫也，八風之變也。問曰：治之奈何？對曰：此四時之病也，以其勝治其俞。

暴癰筋濡（一本作緛），隨分而痛，魄汗不盡，胞氣不足，治在其經俞。腋癰大熱，刺足少陽五，刺而熱不止，刺手心主三，刺手太陰經絡者，大骨之會各三。

癰疽，不得頃回。癰不知所，按之不應手，乍來乍已，刺手太陰旁三與纓脈各二。

治癰腫者，刺癰上。視癰大小深淺刺之，刺大者多而深之，必端內針為故止也（《素問》云：刺大者多血，小者深之，必端納針為故止）。

項腫不可俯仰，頰腫引耳，完骨主之。咽腫難言，

天柱主之。順腫唇癰，顴窌主之。頰腫痛，天窗主之。頭項癰腫不能言，天容主之。身腫，關門主之。胸下滿痛，膺腫，乳根主之。馬刀腫瘻，淵腋、章門、支溝主之。面腫目癰腫，刺陷谷出血立已。瀆鼻腫，可刺其上，堅勿攻，攻之者死。癰疽，竅陰主之。

癘風者，素刺其腫上，已刺以吮其處，按出其惡血，腫盡乃止，常食方食，無食他食，脈風成為癘。管疽發癘，竅陰主之。頭大浸淫，間使主之。管疽，商丘主之。瘃蚧欲嘔，大陵主之。痂疥，陽谿主之。

黃帝問曰：願盡聞癰疽之形與忌日名？岐伯對曰：癰發於嗌中，名曰猛疽。不急治化為膿，膿不瀉塞咽，半日死；其化為膿者，膿瀉已，則合豕膏，無冷食三日已。

發於頸者，名曰夭疽。其狀大而赤黑，不急治則熱氣下入淵腋，前傷任脈，內薰肝肺，薰則十餘日死矣。陽氣大發，消腦溜項，名曰腦爍。其色不樂，腦項痛如刺以針，煩心者，死不治。

發於肩及臑，名曰疵疽，其狀赤黑，急治之。此令人汗出至足，不害五臟，癰發四五日，逆焫之。

發於腋下，赤堅者，名曰米疽，治之以砭石，欲細而長，竦砭之，塗以豕膏，六日已，勿裹之。其癰堅而不潰者，為馬刀夾癭，以急治之。

發於胸，名曰井疽，其狀如大豆，三四日起，不早治，下入腹，不治，七日死。

發於膺，名曰甘疽，色青，其狀如穀實瓜蔞，常苦寒熱。急治之，去其寒熱；不急治，十歲死，死後出膿。

癰發於脅，名曰敗疵，此言女子之病也，灸之。其狀大癰膿，其中乃有生肉大如赤小豆，治之以陵翹草根及赤松子根各一升，以水一斗六升，煮之令竭，得三升，即強飲，厚衣坐於釜上，令汗至足已。

發於股脛（一作脬），名曰股脛疽，其狀不甚變色，癰膿內搏於骨，急治之，不急治，四十日死。

發於尻，名曰銳疽。其狀赤堅大，急治之，不治，三十日死。發於股陰，名曰赤施。不治，六十日死；在兩股之內，不治，十日死。

發於膝，名曰疵癰，其狀大癰，色不變，寒熱而堅者，勿石，石之者即死；須其色異柔，乃石之者生。

諸癰之發於節而相應者不可治，發於陽者，百日死，發於陰者四十日死。

發於脛，名曰兔齧，其狀如赤豆至骨，急治之，不急治殺人。

發於內踝，名曰走緩。其狀癰色不變，數石其腧而止其寒熱，不死。

發於足上下，名曰四淫。其狀大癰，不急治之，百日死。

發於足旁，名曰厲癰。其狀不大，初從小指發，急治去之，其狀黑者不可消，輒益不治，百日死。

發於足指，名曰脫疽。其狀赤黑者，死不治；不赤黑者不死。治之不衰，急斬去之，不去則死矣。

黃帝問曰：何為癰？岐伯對曰：營氣積留於經絡之中，則血泣而不行，不行則衛氣歸之，歸而不通，壅遏而

不得行，故曰熱。大熱不止，熱勝則肉腐，肉腐則為膿。然不能陷肌膚於骨髓，骨髓不為焦枯，五臟不為傷，故名曰癰。

問曰：何謂疽？對曰：熱氣純盛，下陷肌膚筋髓骨肉，內連五臟，血氣竭絕，當其癰下筋骨，良肉皆無餘，故名曰疽。疽者，其上皮夭瘀以堅，狀如牛領皮；癰者，其皮上薄以澤，此其候也。

問曰：有疽死者奈何？對曰：身五部：伏兔一，腨（《靈樞》作腓）二，背三，五臟之俞四，項五。此五部有疽死也。

問曰：身形應九野奈何？對曰：請言身形之應九野也。左手應立春，其日戊寅己丑；左胸應春分，其日乙卯；左足應立夏，其日戊辰己巳；膺喉頭首應夏至，其日丙午；右手應立秋，其日戊申己未；右胸應秋分，其日辛酉；右足應立冬，其日戊戌己亥；腰尻下竅應冬至，其日壬子；六府及膈下三臟應中州，其日大禁，太乙所在之日，及諸戊己。凡此九者，善候八正所在之處，主左右上下身體有癰腫者，欲治之，無以其所直之日潰治之，是謂天忌日也。

五子夜半，五丑雞鳴，五寅平旦，五卯日出，五辰食時，五巳喁中，五午日中，五末日昳，五申晡時，五酉日入，五戌黃昏，五亥人定。

以上此時得疾者皆不起。

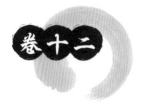

欠噦唏振寒噫嚏軃泣出太息涎下耳鳴嚙舌善忘善饑第一

黃帝問曰：人之欠者，何氣使然？岐伯對曰：衛氣晝行於陽，夜行於陰。陰主夜，夜主臥。陽主上，陰主下。故陰氣積於下，陽氣未盡，陽引而上，陰引而下，陰陽相引，故數欠。陽氣盡，陰氣盛，則目瞑；陰氣盡，陽氣盛，則寤。腎主欠，故瀉足少陰，補足太陽。

問曰：人之噦者何？對曰：穀入胃，胃氣上注於肺。今有故寒氣，與新穀氣俱還入於胃，新故相亂，真邪相攻相逆，復出於胃，故為噦。肺主噦，故補手太陰，瀉足少陰。亦可以草刺其鼻，嚏而已，無息而疾引之立已，大驚之亦可已。

問曰：人之唏者何？對曰：此陰氣盛而陽氣虛，陰氣疾而陽氣徐，陰氣盛陽氣絕，故為唏者。陰盛陽絕，故補足太陽，瀉足少陰。

問曰：人之振寒者何？對曰：寒氣客於皮膚，陰氣盛陽氣虛，故為振寒寒栗，補諸陽。

問曰：人之噫者何？對曰：寒氣客於胃，厥逆從下上散，復出於胃，故為噫。補足太陰、陽明。

問曰：人之嚏者何？對曰：陽氣和利，滿於心，出於鼻，故為嚏。補足太陽、滎、眉（一云眉上）本。

問曰：人之軃者何？對曰：胃不實則諸脈虛，諸脈虛則筋脈懈惰，筋脈懈惰，則行陰用力，氣不能復，故為軃。因其所在補分肉間。

問曰：人之哀而泣涕出者何？對曰：心者五臟六腑之主也；目者宗脈之所聚也，上液之道也；口鼻者氣之門戶也。故悲哀愁憂則心動，心動則五臟六腑皆搖，搖則宗脈感，宗脈感則液道開，液道開故涕泣出焉。液者所以灌精濡空竅者也，故上液之道開則泣，泣不止則液竭，液竭則精不灌，精不灌則目無所見矣，故名曰奪精，補天柱，經夾項，夾項者，頭中分也。

問曰：有哭泣而淚不出者，若出而少涕，不知水所從生，涕所從出也？對曰：夫心者五臟之專精也，目者其竅，華色其榮。是以人有德，則氣和於目，有亡憂知於色，是以悲哀則泣下，泣下水所由生也。眾精者積水也（《素問》作水宗），積水者至陰也，至陰者腎之精也。宗精之水所以不出者，是精持之也，輔之裹之，故水不行也。夫氣之傳也，水之精為志，火之精為神，水火相感，神志俱悲，是以目之水不生也。故諺言曰：心悲又名曰志悲。志與心精共湊於目也。是以俱悲則神氣傳於心，精上不傳於志而志獨悲，故泣出也。泣涕者腦也，腦者陽也（《素問》作陰）。髓者骨之充也。故腦滲為涕。志者骨之主也，是以水流涕從之者，其類也。夫涕之與泣者，譬如人之兄弟，急則俱死，生則俱生，其志以早悲，是以涕泣

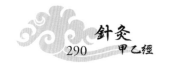
俱出而相從者，所屬之類也。

問曰：人哭泣而泣不出者，若出而少，涕不從之，何也？對曰：夫泣不出者，哭不悲也。不泣者，神不慈也。神不慈則志不悲，陰陽相持，泣安能獨來。夫志悲者惋，惋則衝陰，衝陰則志去目，志去則神不守精，精神去目，涕泣出也。

夫經言乎，厥則目無所見。夫人厥則陽氣並於上，陰氣並於下，陽並於上，則火獨光也；陰並於下則足寒，足寒則脹。夫一水不能勝兩火，故目盲。是以氣衝風，泣下而不止。夫風之中目也，陽氣內守於精，是火氣燔目，故見風則泣下也。有以比之，夫疾風生，乃能雨，此之類也。

問曰：人之太息者何？對曰：憂思則心系急，心系急則氣道約，約則不利，故太息以伸出之。補手少陰、心主，足少陽留之。

問曰：人之涎下者何？對曰：飲食皆入於胃，胃中有熱，熱則蟲動，蟲動則胃緩，胃緩則廉泉開，故滋下。補足少陰。

問曰：人之耳中鳴者何？對曰：耳者，宗脈之所聚也。故胃中空，則宗脈虛，虛則下溜，脈有所竭者，故耳鳴。補客主人，手大指甲上與肉交者。

問曰：人之自齧舌者何？對曰：此厥逆走上，脈氣皆至也。少陰氣至則自齧舌，少陽氣至則齧頰；陽明氣至則齧唇矣。視主病者補之。

問曰：人之善忘者何？對曰：上氣不足，下氣有

餘，腸胃實而心肺虛。虛則榮衛留於下，久不以時上，故善忘也。

問曰：人之善饑不嗜食者何也？對曰：精氣並於脾，則熱留於胃，胃熱則消穀，消穀故善饑，胃氣逆上故胃脘塞，胃脘塞故不嗜食。

善忘及善饑，先視其腑臟，誅其小過，後調其氣，盛則瀉之，虛則補之。凡此十四者，皆奇邪走空竅者也。邪之所在，皆為不足。故上氣不足，腦為之不滿，耳為之善鳴，頭為之傾，目為之瞑；中氣不足，溲便為之變，腸為之善鳴，補之足外踝下留之；下氣不足，則乃為痿厥心悶。急刺足大指上二寸留之，一日補足外踝下留之。

寒氣客於厭發瘖不能言第二

黃帝問曰：人之卒然憂恚而言無音者，何氣不行？少師對曰：咽喉者，水穀之道路也；喉嚨者，氣之所以上下者也；會厭者，音聲之戶也；唇口者，音聲之扇也；舌者，音聲之機也；懸癰垂者，音聲之關也；頏顙者，分氣之所泄也；橫骨者，神氣之所使，主發舌者也。故人之鼻洞涕出不收者，頏顙不閉，分氣失也。其厭小而薄，則發氣疾，其開闔利，其出氣易；其厭大而厚，則開闔難，其出氣遲，故重言也。所謂吃者，其言逆，故重之。卒然無音者，寒氣客於厭，則厭不能發，發不能下至其機扇，機扇開闔不利故無音。足少陰之脈上繫於舌本，絡於橫骨，終於會厭，兩瀉血脈，濁氣乃辟。會厭之脈，上絡任脈，

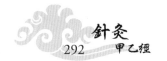
復取之天突，其厭乃發也。

暴喑氣哽，刺扶突與舌本出血。喑不能言，刺腦戶。暴喑不能言，喉嗌痛，刺風府。舌緩，喑不能言，刺喑門。喉痛喑不能言，天窗主之。暴喑氣硬，喉痺咽腫，不得息，食飲不下，天鼎主之。食飲善嘔，不能言，通谷主之。喑不能言，期門主之。暴喑不能言，支溝主之。喑不能言，合谷及湧泉、陽交主之。

目不得眠不得視及多臥臥不安不得偃臥肉苛諸息有音及瘖第三

黃帝問曰：夫邪氣之客於人也，或令人目不得眠者，何也？伯高對曰：五穀入於胃也，其糟粕、津液、宗氣分為三隧。故宗氣積於胸中，出於喉嚨，以貫心肺而行呼吸焉。營氣者，泌其津液，注之於脈，化而為血，以營四末，內注五臟六腑，以應刻數焉。衛氣者，出其悍氣之慓疾，而先行於四末分肉皮膚之間，而不休息也。晝行於陽，夜行於陰，其入於陰也，常從足少陰之分間，行於五臟六腑。今邪氣客於五臟，則衛氣獨營其外，行於陽，不得入於陰。行於陽則陽氣盛，陽氣盛則陽蹻滿。不得入於陰，陰氣虛故目不得眠。治之補其不足，瀉其有餘，調其虛實，以通其道而去其邪，飲以半夏湯一劑，陰陽已通，其臥立至。此所以決瀆壅塞，經絡大通，陰陽得和者也。其湯方以流水千里以外者八升，揚之萬遍，取其清五升煮之，炊以葦薪火，沸煮秫米一升，治半夏五合，徐炊令竭

為一升半，去其滓，飲汁一小杯，日三，稍益，以知為度。故其病新發者，覆杯則臥，汗出則已矣，久者三飲而已。

問曰：目閉不得視者何也？對曰：衛氣行於陰，不得入於陽，行於陰則陰氣盛，陰氣盛則陰蹻滿；不得入於陽則陽氣虛，故目閉焉（《九卷》行作留，入作行）。

問曰：人之多臥者何也？對曰：此人腸胃大而皮膚澀。澀則分肉不解焉。腸胃大則衛氣行留久，則皮膚澀（《九卷》行濕，下同），分肉不解則行遲。夫衛氣者，晝常行於陽，夜常行於陰，故陽氣盡則臥，陰氣盡則寤。故腸胃大，衛氣行留久，皮膚澀，分肉不解則行遲。留於陰也久，其氣不精（一作清），則欲暝，故多臥矣。其腸胃小，皮膚滑以緩，分肉解利，衛氣之留於陽也久，故少臥焉。

問曰：其非常經也，卒然多臥者何也？對曰：邪氣留於上焦，上焦閉而不通，已食若飲湯，衛氣久留於陰而不行，故卒然多臥。曰：治此諸邪奈何？曰：先視其腑臟，誅其小過，後調其氣，盛者瀉之，虛者補之，必先明知其形氣之苦樂，定乃取之。

問曰：人有臥而有所不安者，何也？對曰：臟有所傷，及情有所倚，則臥不安（《素問》作精有所倚則安；《太素》作精有所倚則不安），故人不能懸其病也。問曰：人之不得偃臥者何也？對曰：肺者臟之蓋也。肺氣盛則脈大，脈大則不得偃臥。

問曰：人之有肉苛者何也，是為何病？對曰：營氣

虛，衛氣實也。營氣虛則不仁，衛氣虛則不用，營衛俱虛，則不仁且不用。肉加苛也，人身與志不相有也，三十日死。

問曰：人有逆氣不得臥而息有音者，有不得臥而息無音者，有起居如故而息有音者，有得臥行而喘者，有不得臥，不能行而喘者，有不得臥，臥而喘者，此何臟使然？對曰：不得臥而息有音者，是陽明之逆也。足三陽者下行，今逆而上行，故息有音也。陽明者胃脈也，胃者六腑之海也，其氣亦下行。陽明逆不得從其道故不得臥。

《下經》曰：胃不和則臥不安，此之謂也。夫起居如故而息有音者，此肺之絡脈逆，不得隨經上下，故留經而不行。絡脈之病人也微，故起居如故而息有音也。夫不得臥，臥則喘者，水氣客也。夫水氣循津液而留者也，腎者水藏，主津液，主臥與喘也。

驚不得眠，善齘，水氣上下，五臟游氣也，三陰交主之。不得臥，浮郄主之。身腫皮膚不可近衣，淫濼苛獲，久則不仁，屋翳主之。

足太陽陽明手少陽脈動發目病第四

黃帝問曰：余嘗上青霄之台，中陛而惑，獨冥視之，安心定氣，久而不解，被髮長跪，俯而復視之，久不已，卒然自止，何氣使然？岐伯對曰：五臟六腑之精氣，上注於目而為之精，精之裹（《靈樞》作窠，下同）者為眼，骨之精者為瞳子，筋之精為黑睛，血之精為其絡，氣

之精為白睛，肌肉之精為約束，裹契（一作擷）筋骨血氣之精而與脈並為系，上屬於腦，後出於項中。故邪中於頭目，逢身之虛，其入深，則隨眼系以入於腦，入則腦轉，腦轉則引目系急，目系急則目眩以轉矣。邪中其精，則其精所中者不相比，不相比則精散，精散則視歧，故見兩物也。目者，五臟六腑之精也，營衛魂魄之所常營也，神氣之所生也。故神勞則魂魄散，志意亂。是故瞳子黑眼法於陰，白睛赤脈法於陽，故陰陽合揣（《靈樞》外傳）而精明也。目者心之使也，心者神之所舍也，故神分精亂而不轉，卒然見非常之處，精氣魂魄散不相得，故曰惑。

問曰：余疑何其然也，余每之東苑，未嘗不惑，去之則復，余惟獨為東苑勞神乎，何其異也？對曰：不然，夫心有所喜，神有所惡，卒然相惑則精氣亂，視誤故惑，神移乃復，是故間者為迷，甚者為惑。

目眥外決（一作次）於面者，為兌眥；在內近鼻者，上為外眥，下為內眥。目色赤者病在心，白色者病在肺，青色者病在肝，黃色者病在脾，黑色者病在腎，黃色不可名者病在胸中。診目痛赤脈從上下者，太陽病；從下上者，陽明病；從外走內者，少陽病。

夫膽移熱於腦，則辛頞鼻淵。鼻淵者，濁涕下不止，傳為衄衊，瞑目，故得之氣厥。

足陽明有夾鼻入於面者，名曰懸顱，屬口對入系目本。頭痛，引頷取之，視有過者取之，損有餘，補不足，反者益甚。足太陽有通項入於腦者，正屬目本，名曰眼系。頭目苦痛，取之在項中兩筋間，入腦乃別，陰蹻陽蹻

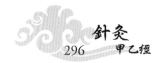

陰陽相交。陽入陰出，陰陽交於兌眥，陽氣絕則瞑目，陰
氣絕則眠。目中赤痛，從內眥始，取之陰蹻。

目中痛不能視，上星主之，先取譩譆，後取天牖、
風池。青盲，遠視不明，承光主之。目瞑遠視䀮䀮，目窗
主之，目䀮䀮赤痛，天柱主之。目眩無所見，偏頭痛，引
目外眥而急，頷厭主之。目不明，惡風，目淚出憎寒，目
痛目眩，內眥赤痛，目䀮䀮無所見，眥癢痛，淫膚白翳，
睛明主之。青盲無所見，遠視䀮䀮，目中淫膚，白膜覆瞳
子，目窗主之。目不明，淚出，目眩瞽，瞳子癢，遠視䀮
䀮，昏夜無見，目瞤動，與項口參相引，喎僻口不能言，
刺承泣。目痛口僻戾，目不明，四白主之。目赤黃，顴髎
主之。䁾目，水溝主之。目痛不明，齗交主之。目瞑身汗
出，承漿主之。青盲瞳目惡風寒，上關主之。青盲，商陽
主之。䁾目，目䀮䀮，偏歷主之。眼痛，下廉主之。䁾
目，目䀮䀮，少氣，灸手五里，左取右，右取左。目中白
翳，目痛泣出，甚者如脫，前谷主之。白膜覆珠，瞳子無
所見，解谿主之。

手太陽少陽脈動發耳病第五

暴厥而聾，耳偏塞閉不通，內氣暴薄也。不從內外
中風之病，故留瘦著也。頭痛耳鳴，九竅不利，腸胃之所
生也。

黃帝問曰：刺節言發蒙者，刺府俞以去腑病，何俞
使然？岐伯對曰：刺此者，必於日中，刺其聽宮，中其眸

子,聲聞於外,此其俞也。

問曰:何謂聲聞於外?對曰:已刺以手堅按其兩鼻竅令疾偃,其聲必應其中。耳鳴,取耳前動脈。耳痛不可刺者,耳中有膿,若有乾盯聹,耳無聞也。耳聾,取手足少指爪甲上與肉交者,先取手,後取足。耳鳴,取手中指爪甲上,左取右,右取左,先取手,後取足。聾而不痛,取足少陽;聾而痛,取手陽明。

耳鳴,百會及頷厭、顱息、天窗、大陵、偏歷、前谷、後谿皆主之。耳痛聾鳴,上關主之,刺不可深。耳聾鳴,下關及陽谿、關衝、腋門、陽谷主之。耳聾鳴,頭頷痛,耳門主之。頭重,頷痛,引耳中㦂㦂嘈嘈,和髎主之。聾,耳中颠颺若風,聽會主之。耳聾填填如無聞,㦂㦂嘈嘈若蟬鳴,鴆鳩鳴,聽宮主之。下頰取之,譬如破聲,刺此。

聾,翳風及會宗、下關主之。耳聾無聞,天窗主之。耳聾,嘈嘈無所聞,天容主之。耳鳴無聞,肩貞及完骨主之。耳中生風,耳鳴耳聾時不聞,商陽主之。聾,耳中不通,合谷主之。耳聾,兩顳顬痛,中渚主之。耳焞焞渾渾無所聞,外關主之。卒氣聾,四瀆主之。

手足陽明脈動發口齒病第六

診齲齒痛,按其陽明之來,有過者獨熱,在左者左熱,在右右熱,在上上熱,在下下熱。臂之陽明,有入䪼齒者,名曰人迎,下齒齲取之臂,惡寒補之(一作取

之），不惡瀉之（《靈樞》名曰禾髎，或曰大迎。詳大迎乃足陽明脈所發，則當云禾髎是也。然而下齒齲又當取足陽明大迎，禾髎、大迎當試可知耳。）手太陽有入頰偏齒者，名曰角孫，上齒齲，取之在鼻與䶼前。方病之時，其脈盛，脈盛則瀉之，虛則補之。一曰取之鼻外，方病之時，盛瀉虛補。齒動痛，不惡清飲，取足陽明；惡清飲，取手陽明。舌緩涎下，煩悶，取足少陰。重舌，刺舌柱以鈹針。

上齒齲腫，目窗主之。上齒齲痛，惡寒，正營主之。齒牙齲痛，浮白及完骨主之。齒痛，顴髎及二間主之。上齒齲，兌端及耳門主之。齒間出血者，有傷酸，齒床落痛，口不可開，引鼻中，齦交主之。頰腫，口急，頰車痛，不可以嚼，頰車主之。上齒齲痛，惡寒者，上關主之。

厥口噼，失欠，下牙痛，頰腫，惡寒，口不收，舌不能言，不得嚼，大迎主之。失欠，下齒齲，下牙痛，頷腫，下關主之。齒牙不可嚼，齦腫，角孫主之。口噼不正，失欠口噤不開，翳風主之。舌下腫，難言，舌縱，喎戾不端，通谷主之。舌下腫，難以言，舌縱涎出，廉泉主之。口噼，刺太淵，引而下之。口中腥臭，勞宮主之。口乾下齒痛，惡寒頷腫，商陽主之。齒齲痛，惡清，三間主之。口噼，偏歷主之。口齒痛，溫溜主之。下齒齲，則上齒痛，腋門主之。齒痛，四瀆主之。上牙齲痛，陽谷主之（一作陽谿）。齒齲痛，合谷主之，又云小海主之。舌縱涎下，煩悶，陰谷主之。

血溢發衄第七（鼻鼽息肉著附）

暴癉內逆，肝肺相薄，血溢鼻口，取天府，此為胃之大腧五部也（五部，按《靈樞》云：陽逆頭痛，胸滿不得息，取人迎。暴喑氣哽，刺扶突與舌本出血。暴聾氣蒙，耳目不明，取天牖。暴拘攣癇瘛，足不任身者，取天柱。暴癉內逆，肝肺相薄，血溢鼻口，取天府，此為胃之五大俞五部也。今士安散作五穴於篇中，此特五部之一耳）。衄而不衃，血流，取足太陽；大衄衃血，取手太陽；不已刺腕骨下；不已，刺膕中出血。

鼻鼽衄，上星主之。先取譩譆，後取天牖、風池。鼻管疽發為厲鼻，腦空主之。鼻鼽不利，窒洞氣塞，喎澼多洟，鼽衄有癰，迎香主之。鼽衄渷出，中有懸癰宿肉，窒洞不通，不知香臭，素髎主之。鼻窒口澼，清洟出不可止，鼽衄有癰，禾髎主之。鼻中息肉不利，鼻頭額頞中痛，鼻中有蝕瘡，齗交主之。鼻鼽不得息，不收洟，不知香臭，及衄不止，水溝主之。衄血不止，承漿及委中主之。鼻不利，前谷主之。衄，腕骨主之。

手足陽明少陽脈動發喉痹咽痛第八

喉痹不能言，取足陽明；能言，取手陽明。

喉痹，完骨及天容、氣舍、天鼎、尺澤、合谷、商陽、陽谿、中渚、前谷、商丘、然谷、陽交悉主之。喉痹咽腫，水漿不下，璇璣主之。喉痹食不下，鳩尾主之。喉

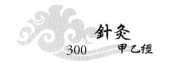

痺咽如哽，三間主之。喉痺不能言，溫溜及曲池主之。喉
痺氣逆，口喎，喉咽如扼狀，行間主之。咽中痛，不可納
食，湧泉主之。

氣有所結發瘤癭第九

癭，天窗（一本作天容；《千金》作天府）及臑會主
之。

瘤癭，氣舍主之。

婦人雜病第十

黃帝問曰：人有重身，九月而瘖，此為何病？岐伯
對曰：胞之絡脈絕也。胞絡者系於腎，少陰之脈，貫腎，
系舌本，故不能言，無治也，當十月復。治法曰：無損不
足，益有餘，以成其辜（《素問》作疹）。所謂不足者，
身羸瘦，無用鑱石也。無益其有餘者，腹中有形而泄之，
泄之則精出而病獨擅中，故曰成辜。

問曰：何以知懷子且生也？曰：身有病而無邪脈
也。診女子，手少陰脈動甚者，妊子也。乳子而病熱脈懸
小，手足溫則生，寒則死。乳子中風，病熱喘喝（《素問》
作鳴），肩息，脈急大，緩則生，急則死。

乳子下赤白，腰俞主之。女子絕子，陰挺出不禁白
瀝，上髎主之。女子亦白瀝，心下積脹，次髎主之（《千
金》云腰痛不可俯仰）。先取缺盆，後取尾骶與八髎。女

子赤淫時白，氣癃，月事少，中髎主之。女子下蒼汁不禁，赤瀝，陰中癢痛，引少腹控䏚，不可俯仰，下髎主之，刺腰尻交者兩胂上，以月生死為痏數，髮針立已（《千金》云腸鳴泄注，下髎主之）。

婦人乳餘疾，膺門主之。乳癰寒熱短氣，臥不安，膺窗主之。乳癰，淒索寒熱，痛不可按，乳根主之。絕子灸臍中，令有子。女子手腳拘攣，腹滿，疝，月水不通，乳餘疾，絕子，陰癢，陰交主之。腹滿疝積，乳餘疾，絕子陰癢，刺石門。女子絕子，衃血在內不下，關元主之（《千金》云胞轉不得尿，少腹滿，石水痛，刺關元，亦宜灸）。女子禁中癢，腹熱痛，乳餘疾，絕不足，子門不端，少腹苦寒，陰癢及痛，經閉不通，中極主之。婦人下赤白淫，陰中乾痛，惡合陰陽，少腹膜堅，小便閉，曲骨主之。女子血不通，會陰主之。

婦人子臟中有惡血逆滿痛，石關主之。月水不通，奔豚泄氣，上下引腰脊痛，氣穴主之。女子赤淫，大赫主之。女子胞中痛，月水不以時休止，天樞主之（《千金》云腹脹腸鳴，氣上衝胸，刺天樞）。小腹脹滿，痛引陰中，月水至則腰脊痛，胞中瘕，子門有寒，引髖髀，水道主之（《千金》云大小便不適刺水道）。女子陰中寒，歸來主之。女子月水不利，或暴閉塞，腹脹滿，癃，淫濼身熱，腹中絞痛，癩疝陰腫，及乳難，子上搶心，若胞衣不出，眾氣盡亂，腹滿不得反覆，正偃臥，屈一膝，伸一膝，並氣衝針上入三寸，氣至瀉之。

婦人無子，及少腹痛，刺氣衝主之。婦人產餘疾，

食飲不下，胸脅榰滿，眩目，足寒，心切痛，善噫，聞酸臭，脹瘅，腹滿，少腹尤大，期門主之。婦人少腹堅痛，月水不通，帶脈主之。婦人下赤白，裏急瘈瘲，五樞主之。姑乳，太淵主之。絕子，商丘主之（穴在內踝前宛宛中）。女子疝瘕，按之如以湯沃其股內至膝，飧泄，灸刺曲泉，婦人陰中痛，少腹堅急痛，陰陵泉主之。婦人漏下，若血閉不通，逆氣脹，血海主之。月事不利，見血而有身反敗，陰寒，行間主之。乳癰，太衝及復溜主之。女子疝及少腹腫，溏泄，癃，遺溺，陰痛，面塵黑，目下眥痛，太衝主之。女子少腹大，乳難，嗌乾嗜飲，中封主之。女子漏血，太衝主之。女子夾臍疝，中封主之。大疝絕子，築賓主之。女子疝，小腹腫，赤白淫，時多時少，蠡溝主之。女子疝瘕，按之如以湯沃兩股中，少腹腫，陰挺出痛，經水來下，陰中腫或癢，漉青汁若葵羹，血閉無子，不嗜食，曲泉主之。

婦人絕產，若未曾生產，陰廉主之，刺入八分，羊矢下一寸是也。婦人無子，湧泉主之。女子不字，陰暴小，經水漏，然谷主之。女子不下月水，照海主之。婦人陰挺出，四肢淫濼，身悶，照海主之。月水不來而多閉，心下痛，目䀮䀮不可遠視，水泉主之。婦人漏血，腹脹滿不得息，小便黃，陰谷主之（《千金》云漏血，小腹脹滿如阻，休寒熱，腹遍腫）。乳癰有熱，三里主之。乳癰驚（《千金》云瘅，脛重，足跗不收，跟痛），巨虛下廉主之。月水不利，見血而有身則敗及乳腫，臨泣主之。女子字難，若胞不出，崑崙主之。

小兒雜病第十一

嬰兒病，其頭毛皆逆上者死。嬰兒耳間青脈起者，瘈，腹痛。大便青瓣，飧泄，脈小，手足寒，難已；飧泄，脈小，手足溫者，易已。

癎驚脈五，針於足太陰各五，刺經太陽者五，刺手少陽經絡旁者一，足陽明一，上踝五寸刺三針。

小兒驚癎，本神及前頂、囟會、天柱主之。如反視，臨泣主之。小兒驚癎加瘈瘲，脊急強，目轉上插，筋縮主之。小兒驚癎，瘈瘲脊強互相引，長強主之。小兒食晦頭痛，譩譆主之。小兒癎發，目上插，攢竹主之。

小兒臍風，目上插，刺絲竹空主之。小兒癎瘈，嘔吐泄注，驚恐失精，瞻視不明，眵䁾，瘈脈及長強主之。小兒癎，喘不得息，顖息主之。小兒驚癎如有見者，列缺主之，並取陽明絡。小兒口中腥臭，胸脅榰滿，勞宮主之。小兒咳而泄，不欲食者，商丘主之。小兒癎瘈，手足擾，目昏口噤，溺黃，商丘主之。小兒癎瘈，遺精溺，虛則病諸癲癎，實則閉癃，少腹中熱，善寐，大敦主之。小兒臍風，口不開，善驚，然谷主之。小兒腹滿不能食飲，懸鐘主之。小兒馬癎，僕參及金門主之。風從頭至足，癎瘈，口閉不能開，每大便腹暴滿，按之不下，嚏（一作噫），悲，喘，崑崙主之。

國家圖書館出版品預行編目資料

針灸甲乙經 /（晉）皇甫謐著，王穎點校
──初版，──臺北市，大展，2019 [民 108.11]
面；21 公分─（中醫保健站；93）
ISBN　978-986-346-270-5（平裝）
1.針灸
413.91　　　　　　　　　　　　　　　108015104

針 灸 甲 乙 經

著　　者 /（晉）皇甫謐
點　　校 / 王　　穎
責任編輯 / 壽 亞 荷
發 行 人 / 蔡 森 明
出 版 者 / 大展出版社有限公司
社　　址 / 臺北市北投區（石牌）致遠一路 2 段 12 巷 1 號
電　　話 /（02）28236031，28236033，28233123
傳　　真 /（02）28272069
郵政劃撥 / 01669551
網　　址 / www.dah-jaan.com.tw
E - m a i l / service@dah-jaan.com.tw
登 記 證 / 局版臺業字第 2171 號
承 印 者 / 傳興印刷有限公司
裝　　訂 / 眾友企業公司
排 版 者 / 菩薩蠻數位文化有限公司
授 權 者 / 遼寧科學技術出版社
初版 1 刷 / 2019 年（民 108）11 月　　　　　　定價 / 350 元

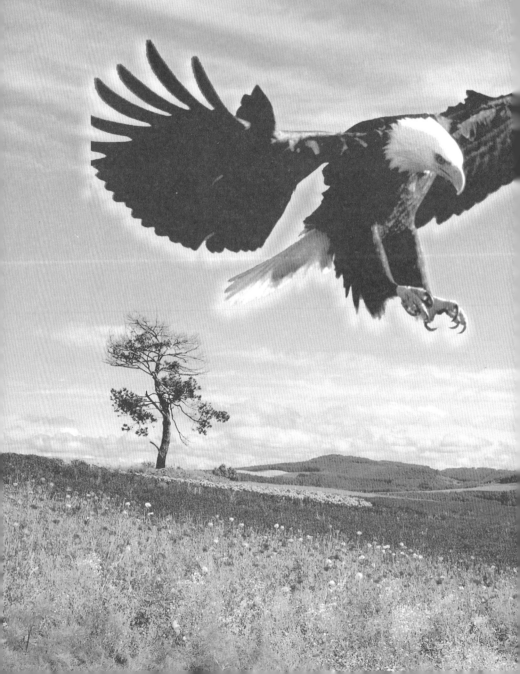

大展好書　好書大展
品嘗好書　冠群可期

大展好書　好書大展

品嘗好書・冠群可期